LES GREFFES D'ORGANES

DOMINOS
Collection dirigée par Michel Serres
et Nayla Farouki

LAURENT DEGOS

LES GREFFES D'ORGANES

Un exposé pour comprendre
Un essai pour réfléchir

DOMINOS
Flammarion

Laurent Degos. Professeur d'hématologie clinique à l'université Denis-Diderot (Paris VII), où il exerce les fonctions de médecin, d'enseignant et de chercheur, Laurent Degos est chef du service clinique des maladies du sang de l'hôpital Saint-Louis. Il dirige la filière doctorale de biologie des cellules sanguines et il est directeur de l'Institut universitaire de recherche sur les maladies du sang, et du laboratoire INSERM (Institut national de la santé et de la recherche médicale) U93 : « Immunogénétique de transplantation ».
Depuis vingt-cinq ans, il a suivi les avancées sur l'histocompatibilité (système HLA), ayant été élu en 1980, à Los Angeles, conseiller pour les Ateliers internationaux d'histocompatibilité. Son intérêt depuis quinze ans pour le traitement des leucémies l'a conduit à démontrer pour la première fois la possibilité de transformer une cellule maligne en cellule normale (traitement par différenciation cellulaire).
L'éthique scientifique est une réflexion qu'il veut approfondir. Il est membre depuis sa fondation du MURS (Mouvement universel de la responsabilité scientifique), dont il est actuellement vice-président, et a créé la *Lettre aux générations 2000*.
Rédacteur de plusieurs journaux médicaux français et étrangers, il a publié de nombreux articles en génétique, hématologie, cancérologie et immunologie.

Ses principales publications sont :

ABCD de HLA, Masson, 1988.
Le don reçu : greffe d'organe et compatibilité, Plon, 1990.

ISBN : 2-08-035168-0
Imprimé en France

Sommaire

7 Avant-propos

Un exposé pour comprendre

9 La greffe : un duel dans le corps

11 Le rêve
22 La réalité
40 Peut-on tout greffer ?
55 Greffe et système immunitaire
67 Greffes du futur et futur de la greffe

Un essai pour réfléchir

73 La greffe :
un duel dans les esprits

77 Médecin, patient et greffé
90 Éthique et droit :
entre principes et pragmatisme

115 Annexes

La première fois qu'apparaît un mot
relevant d'un vocabulaire spécialisé, explicité
dans le glossaire, il est suivi d'un *

Avant-propos

Depuis toujours des créatures nouvelles naissent de l'imagination de l'homme. La greffe représenterait-elle le passage entre le rêve et la réalité ? A l'image de Dieu, l'homme serait-il lui-même devenu créateur ?

La greffe se place dans ce contexte particulier où la mort est déjouée grâce au décès d'autrui et où le nouveau créateur est le médecin. Le médecin connaît, prédit et répare les anomalies. Il touche à la vie, la modèle avec ses outils ; il joue avec la mort.

Son intervention est celle de la dernière chance. Celle-ci doit-elle toujours être tentée ? Quels freins faut-il mettre sachant que le moment de la décision, celui de l'urgence, n'est généralement pas celui de la réflexion ?

Au cours du temps, les essais de greffes se multiplient. Accomplies sur l'animal, puis sur l'homme avec des organes d'animaux, elles sont enfin tentées d'homme à homme. Les échecs successifs n'empêchent pas la volonté de franchir les obstacles, et les nombreux essais thérapeutiques ont pu faire croire à une expérimentation sur l'homme. Ce projet surhumain a été mis en doute et abandonné à plusieurs reprises. Cependant l'impossible devient possible par la conjonction des talents du chirurgien, du médecin et du biologiste.

Actuellement, la greffe d'organes est un acte courant dans le traitement des maladies rénales, cardiaques, hépatiques et pulmonaires. En l'an 2000, une intervention chirurgicale sur deux sera une greffe. Le pari est gagné.

La greffe : un miracle ?
Saint Côme et saint Damien unissent leurs talents et greffent au diacre Giustiniano la jambe d'un Éthiopien qui vient de mourir.
Fra Angelico, couvent de Saint-Marc, Florence, ph. © Dagli Orti.

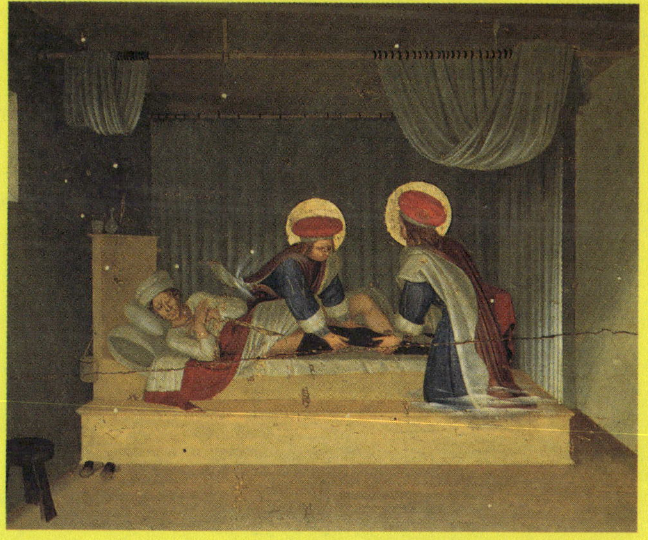

La greffe : un duel dans le corps

Le rêve

Le rêve de l'homme et le miracle des saints

Sur les bords du Nil, chaque village célébrait son animal fétiche, vénéré et jalousement gardé. Puis, passant de l'animal aux dieux, l'homme imagina Horus à tête de faucon, Ator à tête de vache ; les dieux représentés dans les tombeaux égyptiens enracinaient l'idée que ces créations nouvelles n'étaient pas une œuvre humaine mais celle d'une puissance divine.

La mythologie grecque est riche de chimères : depuis la naissance d'Athéna, fruit d'un œuf implanté dans le flanc de Zeus, jusqu'au Minotaure à tête de taureau. La chimère d'Homère, au ventre de chèvre, à tête et poitrail de lion et à queue de dragon, est une construction que l'on pourrait rapprocher des expériences récentes faites en génie génétique sur la chèvre. Cerbère n'est-il pas proche de ce berger allemand à qui Vladimir Demikhov, en 1950, greffa une seconde tête provenant d'un basset ?

Ambroise Paré, premier médecin moderne, grand croyant, a consacré dix livres à l'étude des monstres. Pour lui, leur tare était le fait d'une intervention divine.

Seul Dieu, en effet, peut mêler les espèces, multiplier les organes et créer des êtres monstrueux ou doués. La greffe sous-tend cette notion d'antinaturel – ou de surnaturel – généralement attribuée au Créateur.

Dieu créa la femme à partir d'une côte d'Adam. Le Christ remit l'oreille au soldat mutilé par saint Pierre. Les saints, par délégation du pouvoir divin, ont opéré de nombreux miracles représentés dans des tableaux et sculptures célèbres : ainsi la réimplantation d'un pied par saint Antoine de Padoue, ou la remise en place, par saint Pierre, des seins de sainte Agathe tranchés par un consul romain.

Fra Angelico, dans le couvent San Marco de Florence, a très joliment dépeint la greffe d'une jambe au diacre Giustiniano par saint Côme et saint Damien, au IIIe siècle apr. J.-C. L'histoire est racontée en détail par Jacques de Voragine, archevêque de Gênes au XIIIe siècle, dans *La Légende dorée* : « Un cancer avait détruit une jambe à un serviteur de l'Église. Tandis qu'il dormait, saint Côme et saint Damien apportèrent les instruments et les onguents. Ils prirent une jambe d'un Éthiopien noir tout fraîchement enseveli, coupèrent la jambe du malade et la remplacèrent par celle du mort ; ils oignirent avec soin la plaie et portèrent la jambe du malade au mort. Le serviteur s'éveilla sans douleur et ne vit nulle plaie. Il crut d'abord qu'il n'était pas lui-même et qu'il était devenu un autre. Quand il reprit ses sens, dans l'excès de joie, il raconta aux autres ce qui lui était arrivé en dormant ; ceux-ci allèrent voir au tombeau la jambe coupée de l'Éthiopien et la jambe de l'autre déposée. »

Cette intervention fit de saint Côme et de saint Damien les saints patrons des médecins et chirurgiens.

Cette première « greffe » mérite toute notre attention. Le malade est endormi, et la greffe a lieu sans que les deux hommes se préoccupent de la couleur de peau : l'Éthiopien est noir, le serviteur de Dieu blanc. La greffe est faite à partir d'un cadavre, mais juste après la mort. Pour faire cette opération, un chirurgien et un médecin joignent leurs compétences, l'un apportant les instruments et l'autre les onguents. La note psychologique inhérente à la greffe est aussi soulignée : « Il crut d'abord qu'il n'était pas lui-même. » L'intuition du concept de l'intégrité du corps est finement rappelée lorsque les saints rapportent la jambe du malade au mort. Le corps du cadavre reste alors entier.

Le mort fait don sans le savoir. Le donneur de jambe n'a pas émis d'avis, le don présumé est déjà reconnu. En revanche, la volonté de connaître le donneur est étonnante. La rupture de l'anonymat dans l'histoire présente paraît plutôt être un argument de véracité qui permet de vérifier l'acte lui-même, et non une symbolique de reconnaissance du receveur au donneur.

L'homme greffe grâce à ses compétences chirurgicales et médicales et respecte l'intégrité du corps dans une démarche déjà éthique. Le greffé se pose la question de son identité.

Dès lors, la pensée humaine face à la greffe évolue progressivement, et il faudra attendre dix-sept siècles avant que le miracle ne se transforme en réalité.

Les prouesses des chirurgiens

On raconte que des chirurgiens chinois prestigieux auraient échangé les cœurs de deux soldats après les avoir endormis avec du vin (Tsin Yue Jen, IIIe siècle av. J.-C.), ils auraient aussi greffé des organes sains pour traiter des maladies (Hua Jo, IIe siècle apr. J-.C.). Le nez tranché à la suite de sanctions de justice aurait été réimplanté dès le IXe siècle av. J.-C. en Inde. De nouveaux nez auraient même été modelés à partir de lambeaux de peau du front ou de la fesse (bien fouettée) lorsque les juges brûlaient le nez amputé. Pendant des siècles, la peine du « nez coupé » fit la fortune des chirurgiens réparateurs. Ces interventions ont été reprises en Italie au XVe siècle.

Les premières greffes expérimentales furent effectuées sur la crête de coq ou sur la peau d'animal. Transposant ses connaissances des essais sur les plantes à l'animal, Duhamel du Monceau, dès 1746, explique la prise* de greffe d'ergot sur la crête de coq. En fait, tout débute réellement avec Boronio (1804), qui extrait des morceaux de peau de brebis, les change de place pour les greffer à un autre endroit sur le même animal, après les avoir laissés hors de l'organisme quelques heures. Il reconnaît cependant les échecs de greffes lorsque celles-ci s'opèrent entre espèces différentes, notamment entre vache et jument. Ces travaux sur la greffe de peau culminent en 1869, lorsque Jacques Louis Reverdin couvre les surfaces sans peau de petites pièces d'épiderme étendues sur la plaie. La peau, prise sur le même organisme que celui qui la reçoit, pouvait être greffée même après avoir été détachée en lambeaux. D'autres greffes sur des glandes connurent quelques succès, notamment les greffes de testicules de coq sur des chapons qui recouvraient peu à peu les caractères physiques du mâle. La glande greffée continuait de sécréter les hormones responsables des changements apparents.

Le passage de la greffe de tissu à celle d'un organe nécessitait la connaissance de l'anatomie et surtout la reconnaissance du rôle du sang, indispensable pour le maintien en vie d'un organe. La démonstration fut réalisée en 1851 par Brown Sequard, qui provoqua la contraction des muscles de la main d'un mort (exécuté treize heures auparavant) en y injectant un demi-litre de son propre sang.

En effet, le sang est indispensable à la vie des tissus, et les substituts du sang (liquides artificiels qui font encore actuellement l'objet de recherches), s'ils retardent la mortification de quelques heures, ne peuvent le remplacer totalement. Le passage obligé pour toute chirurgie de transplantation est donc la continuité de la circulation sanguine. Or, le rétablissement de celle des vaisseaux était une difficulté majeure.

La chirurgie des vaisseaux et surtout des petits vaisseaux doit beaucoup à la recherche sur la transplantation. L'école lyonnaise fut la première à mettre au point des sutures à la fois suffisamment fortes et étanches pour subir la pression artérielle, et peu contraignantes pour ne pas risquer d'être bouchées par un caillot de sang. Il fallait aussi surveiller attentivement les risques d'infection majeurs, car le sang est

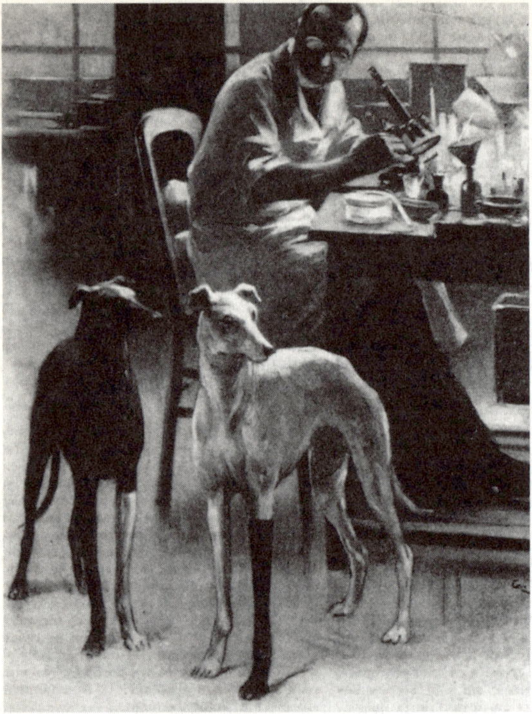

De chimères mythologiques en chimères scientifiques.

En France, au cours d'une série d'expériences sur les greffes, Alexis Carrel échangea les pattes de chiens

un milieu propice au développement des microbes. Mathieu Jaboulay (1860-1913) a inventé une méthode de suture originale qui consiste à épanouir chacun des bouts du vaisseau comme les pétales d'une fleur afin de coudre la corolle à l'extérieur. Il a pu ainsi suturer

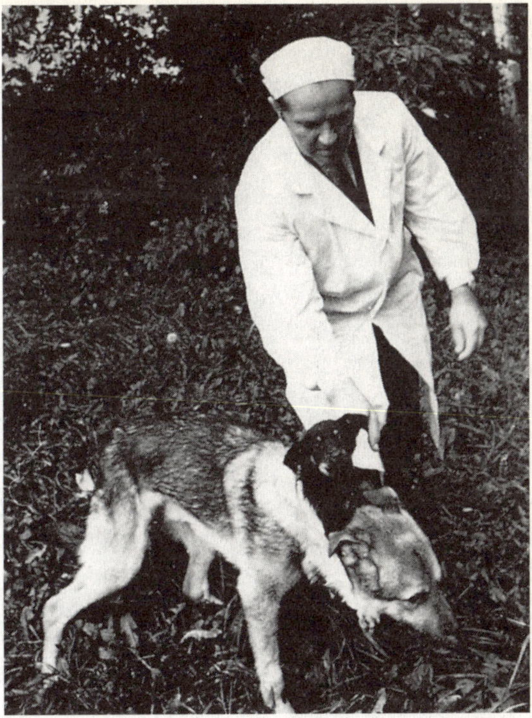

de couleur différente. Quelques années plus tard, en URSS, Vladimir Demikhov greffa une tête de basset à un berger allemand. Les chimères existent : l'homme les a créées !
Ph. © D. R.

la carotide d'un âne avec succès, l'âne ayant survécu plusieurs mois. C'est à Alexis Carrel, formé à l'école de Lyon mais qui émigre à Chicago en 1904, que revient tout l'honneur des succès de la chirurgie vasculaire* ainsi que le prix Nobel en 1912 : «J'ai commencé les recherches sur la technique opératoire des anastomoses* vasculaires [aboutement de deux vaisseaux] dans le but de réaliser la transplantation de certains organes. » Certes, à Vienne, Emerich Ullmann utilise un tube de magnésium pour joindre les vaisseaux (1902), mais les thromboses* (ou formation de caillots dans les vaisseaux sanguins) à l'intérieur du tube sont fréquentes. Auprès d'une brodeuse de Lyon, Alexis Carrel apprend à coudre avec minutie, utilisant des fils très fins. Il propose l'abouchement* des vaisseaux par triangulation en tenant écarté chaque sommet pour mieux coudre.

A Chicago, il s'associe avec Charley Guthrie. Ensemble ils remplacent des artères par des veines, conservent les artères au froid quelques heures avant réutilisation, mettent au point une méthode consistant à abouter un vaisseau sur la partie latérale d'un autre où a été préparé un orifice. Ils ont ainsi transplanté de nombreux reins d'animaux (au cou par exemple). Puis, devenu directeur du Département de chirurgie expérimentale à l'Institut Rockefeller de New York, Alexis Carrel réussit en 1908 à remettre à sa place le rein d'une chienne, gardé et perfusé artificiellement trente minutes. L'autre rein fut ôté douze jours plus tard ; la chienne vécut normalement et mit bas des chiots.

L'acte chirurgical est désormais au point, et Alexis Carrel conclut qu'« une telle transplantation n'interfère pas avec les fonctions du rein, même après une longue période, et sur le strict plan chirurgical la greffe d'organe est devenue réalité ».

Le rejet de la greffe

La greffe n'était pas toujours, et loin de là, une réussite. Le greffon* s'infectait, mourait (parce qu'un caillot se formait au niveau de la cicatrice du vaisseau recousu et empêchait le sang de circuler), ou était rejeté. La confusion régnait sur les causes d'insuccès. Les chirurgiens n'avaient pas compris qu'il existait une barrière individuelle difficile à franchir sans risque de rejet*. En effet, les seuls cas de greffe réussie (les nez refaits, la brebis de Boronio et même la chienne d'Alexis Carrel) sont ceux où le tissu (ou l'organe) prélevé était transplanté sur le même organisme.

En fait, il a fallu attendre Paul Bert, esprit complet, ingénieur, juriste devenu médecin sur le tard, qui en 1863 démontra dans sa thèse « De la greffe animale » la faisabilité d'autogreffe* (greffe faite sur le même organisme) en plaçant la queue d'un rat écorchée sous la peau du dos de l'animal, et le rejet des allogreffes* ou homogreffes (greffes entre deux animaux de la même espèce), ainsi que des xénogreffes* (greffes entre deux organismes d'espèce différente). Il établit aussi une circulation sanguine croisée entre deux rats, sans mort apparente, mais souligna l'impossibilité de la faire entre rat et cochon d'Inde. En conclusion, il recommande de ne pas exécuter des greffes entre deux êtres d'espèce différente, notamment la greffe d'un animal sur l'homme.

Le fait que l'autogreffe ait été relativement bien acceptée, et l'allogreffe ou xénogreffe rejetée, nous paraît aujourd'hui évident. Cependant, il faut avouer que l'inéluctabilité du rejet n'est pas rentrée dans la conscience de tous. Le miracle de saint Côme et saint Damien, la légende de réussites anciennes de greffe de nez, les greffes de peau de lapin sur l'homme, et plus précisément de peau de lapin des campagnes, qui, selon Houlze d'Haulnois, « offraient plus de plasticité que ceux des grandes villes », restaient dans la mémoire populaire. D'autre part, les résultats d'Alexis Carrel, qui au cours d'une série d'expériences échangea les pattes de chiens de couleur différente, vinrent conforter les esprits sceptiques. En effet, même si certains témoins virent gambader un chien noir avec une patte blanche (le miracle de saint Côme et saint Damien était possible !), ces pattes étaient rejetées après un temps assez court. Devant tous ces échecs, Alexis Carrel abandonna les greffes et s'adonna aux cultures de tissus, à la survie des organes en dehors de l'organisme et à la fabrication d'organes artificiels. Avec Charles Lindbergh, l'homme de la traversée de l'Atlantique, il conçut une pompe, prototype du système artificiel cœur-poumon. Au plus haut de sa carrière, et malgré les demandes insistantes de malades atteints d'insuffisance rénale, il refusa la greffe de rein à partir d'un cadavre.

La greffe, en dehors de soi pour soi, semblait être rejetée inexorablement.

Les greffes de la dernière chance

En 1906, Mathieu Jaboulay publie dans *Lyon Médical* un article intitulé « Greffes de rein au pli du coude par soudures artérielles et veineuses ». Un rein de porc tué trois heures avant la greffe est placé au coude d'une femme atteinte d'insuffisance rénale. Le rein greffé n'a pas fonctionné en raison de l'obstruction des vaisseaux par des caillots. La même année, Jaboulay greffe un rein de chèvre au coude d'une femme ayant des abcès aux reins. De nouveau, la greffe ne prend pas, car il y a coagulation dans les vaisseaux. Il en conclut que la greffe provoque une activation de la coagulation, que l'intervention au pli du coude n'a aucune gravité, et ne soulève pas la question du rejet.

Le singe, proche de l'homme, serait-il mieux approprié ? En 1909, à Berlin, une greffe de rein d'enfant mort-né est faite sur un babouin par Ernst Unger : la greffe survit dix-huit heures. Ce même chirurgien greffe sur une jeune fille pratiquement morte les deux reins d'un macaque. Quelques gouttes d'urine... et la mort emporte la jeune fille trente-deux heures après. D'autres « expériences » de la dernière chance, avec des reins de singe, sont pratiquées mais aboutissent toujours au même résultat : quelques gouttes d'urine et le rejet de la greffe ou le décès du malade par insuffisance rénale terminale.

Malgré la tentation – l'acte chirurgical est facile –, malgré la volonté et l'insistance des malades et de l'entourage de tenter l'impossible, la nature oppose une barrière, l'organisme réagit contre l'intrusion du non-soi. Seule l'autogreffe, greffe de soi sur soi, est possible.

La réalité

Les échecs ont porté atteinte à la volonté de greffer un organe sur un homme. Les connaissances des groupes sanguins, la transfusion de sang – et même de sang de cadavre, comme le faisaient les Russes – donnaient cependant quelque espoir sur la tolérance de produits provenant d'autrui. Une greffe d'homme à homme ne devrait-elle pas être mieux tolérée que la greffe d'un rein d'animal à l'homme ? Mais qui oserait franchir ce pas ?

Des chirurgiens et des médecins obstinés

Le 3 avril 1933, Voronoy pratique la première transplantation d'un rein de cadavre sur une jeune femme ayant une insuffisance rénale. La greffe est incompatible dans le système des groupes sanguins ABO*. Il place le rein sous la peau de la cuisse et laisse sortir l'uretère*. Quelques gouttes d'urine s'écoulent le lendemain et le surlendemain, puis se tarissent, et la malade décède. Voronoy continue à pratiquer la transplantation à partir d'organes de cadavre, malheureusement sans résultat.

Son compatriote Serge Voronoff, du Collège de France, passionné par ce nouveau champ thérapeutique, effectue des greffes de différentes glandes et surtout de testicules pour donner une nouvelle virilité à ceux qui la perdaient avec l'âge. Il mise tant sur l'avenir des greffes qu'il crée en 1920 une ferme sur la Riviera, pour y élever des singes qui serviraient de réservoir d'organes et de tissus pour les humains. Visionnaire ou utopiste, il prévoyait « l'existence dans les grandes villes... d'hôpitaux spécialisés où seraient réunis les malades en attente de greffe, hôpitaux où tout homme mort serait transporté, et ses organes, après examens attentifs, prélevés pour être greffés ».

Quelle étrange idée, dans cette vision futuriste, que de mélanger le commerce (la ferme productrice) et l'organisation étatique des hôpitaux, les greffes d'organes de singe et les greffes d'organes humains ! Tout cela est d'autant plus confus que les succès sont rares et les moqueries, en particulier sur les greffes de testicules, fréquentes.

A Boston, en 1947, à l'hôpital Peter Bent Brigham, une jeune femme se meurt d'une insuffisance rénale à la suite d'un avortement. David Hume ne peut obtenir l'autorisation officielle de la greffe, ni l'ouverture des salles d'opération. La greffe sera faite de nuit dans la chambre de la malade. Le rein est placé au pli du coude chauffé par des lampes. L'urine coule, la patiente reprend conscience, ses propres reins reprennent normalement leurs fonctions alors que le rein greffé n'émet plus d'urine. Il est alors retiré. La jeune femme est sauvée. Le rein greffé a fait passer le cap fatidique, comme le fait actuellement le rein artificiel.

Toujours dans le registre des cas exceptionnels, à Chicago, en 1950, Richard Lawler remplace par un rein de cadavre le rein gauche d'une femme de quarante-quatre ans. Il le place à l'endroit du rein ôté, avec abouchement de l'uretère dans la vessie. L'autre rein resté en place est aussi atteint de kystes multiples. La greffe prend, mais la présence de l'autre rein rend difficile la vérification de son bon fonctionnement. Toutefois, deux mois plus tard, une intervention pour un abcès permet de constater la bonne consistance du rein greffé. Au total, la greffe fonctionne pendant six mois et la presse s'empare de cette réussite. Cette expérience incite à poursuivre les essais.

A Paris, en 1951, trois équipes se lancent dans la greffe d'homme à homme. Un condamné à mort fait don de son corps à la médecine. Le couperet de la guillotine ayant tranché sa tête, les deux reins sont prélevés, l'un greffé par Charles Dubost à l'hôpital Broussais, l'autre par Marceau Servelle à Créteil. Les deux reins fonctionnent temporairement : les deux jeunes greffés décèdent respectivement au dix-septième et au dix-neuvième jour. Quelques jours plus tard, René Küss pose un rein à une jeune femme, qui décède au trentième jour. Bien que dans ce dernier cas le donneur ait été vivant, le résultat est toujours le même : le rein greffé s'arrête de fonctionner dans un délai bref. La même année, René Küss effectue quatre autres interventions, et Charles Dubost une, soit huit au total, sans grand succès. Aux États-Unis, au Canada, en Grande-Bretagne, des essais similaires sont tentés, mais se soldent tous par un échec. On croit de plus en plus à l'incompatibilité* tissulaire, d'autant que les travaux sur les groupes tissulaires de la souris viennent appuyer cette hypothèse.

Parmi les quelques personnes greffées, un jeune médecin, atteint d'hypertension artérielle avec insuffisance rénale, reçoit en 1952 un rein de cadavre immédiatement après la mort et passe le cap du mauvais fonctionnement du rein greffé. Puis on observe chez lui un fonctionnement rénal normal. Cependant, l'hypertension, toujours présente, détruit le rein greffé et atteint le cœur. Le malade meurt alors d'insuffisance cardiaque. Le rein greffé, non rejeté, est détruit par l'hypertension.

Tous ces événements tendent à faire penser que le rejet de la greffe paraît inexorable (exception faite du cas du jeune médecin). En outre, la maladie qui a causé la destruction de l'organe atteint à nouveau le greffon. Que d'obstacles à franchir ! Pourtant, obstinément, médecins et chirurgiens ont l'intuition que la réussite n'est pas loin.

Un jeune charpentier, Marius Renard, âgé de seize ans, tombe d'un échafaudage. Son rein droit, éclaté, est retiré d'urgence afin d'éviter une mort immédiate par hémorragie. Après l'opération on s'aperçoit que Marius n'a plus de rein, le gauche étant absent de naissance. La mort par insuffisance rénale est inéluctable. Cela se passe la semaine de Noël 1952. La mère de Marius, comprenant que la situation est désespérée, offre avec insistance un de ses reins. Prendre un rein d'un donneur vivant, rein utile et utilisé, nécessite une réflexion approfondie. Peut-on amputer une personne même si elle le désire profondément ? L'urgence extrême et la mort imminente obligent à une décision rapide. Tous les groupes de globules* rouges (ABO) sont compatibles. Faut-il refuser la greffe et laisser mourir Marius ? Peut-on accepter l'offre de mutilation de la mère qui veut redonner vie à son enfant ? Jean Hamburger et son équipe de l'hôpital Necker optent pour la greffe. Dans la nuit de Noël, Louis Michon, Nicolas Œconomos et Jean Vaysse transplantent le rein gauche de la mère dans le ventre de son enfant. La presse s'empare de cette première en France avec enthousiasme. Les lecteurs sont d'autant plus sensibles qu'il s'agit d'un don vivant de la mère à son fils le jour de Noël. Le rein fonctionne, l'urine coule, l'urée baisse. Le jeune charpentier se lève et le succès paraît enfin acquis. Malheureusement, au vingt-deuxième jour, l'urine s'arrête brutalement de couler, le rein ne fonctionne plus. Il est rejeté. Rien ne peut combattre cette réaction. Même en greffant d'homme à homme, même en prenant un donneur vivant aussi apparenté que la mère, le rejet semble inexorable.

L'organe animal est rejeté. L'homme autre que soi n'est pas un donneur accepté. Peut-être le jumeau, l'identique à soi, le sera-t-il ? Cette question revenait dans les propos, écrits ou communications, d'autant que les greffes de peau entre jumeaux « prenaient » parfaitement bien.

Un médecin de famille de Boston adresse à John Merrill, de l'hôpital Peter Bent Brigham, un malade de vingt-trois ans, Richard Herrick, suivi pour une insuffisance rénale associée à une hypertension artérielle sévère, qui devenait terminale, en lui indiquant que Richard avait un frère jumeau, Ronald. Celui-ci accepte l'intervention, et, le 23 décembre 1954, Joseph Murray (prix Nobel 1990) pratique l'opération. Cependant l'hypertension artérielle persiste car les reins malades n'avaient pas été retirés. Six mois plus tard on les ôte et Richard reprend sa vie normale, travaille, épouse une infirmière (son infirmière) et a des enfants, comme dans les contes de fées. La réussite est totale et durable.

Les greffes entre jumeaux sont donc possibles, et se font aussi bien à Boston qu'à Paris. Cependant une difficulté culturelle, religieuse et même juridique persiste : l'interdiction de la mutilation d'un donneur vivant à moins que ce ne soit pour un bénéfice thérapeutique personnel. Or, il s'agit là d'un bienfait thérapeutique pour autrui.

La greffe n'est-elle réservée qu'au jumeau vrai, situation très rare, et ne concerne-t-elle que le rein (chacun en possédant deux dont l'un peut être donné) ? La greffe d'organe semble très limitée chez l'homme et lourde d'interdits, transgressés par la passion des médecins et chirurgiens voulant tout faire pour sauver des individus en état de mort imminente.

La recherche biologique

Depuis longtemps déjà on pressentait, sans le comprendre, qu'une première atteinte d'une infection épidémique prévenait une deuxième attaque de la même maladie ou d'une maladie apparentée. Ainsi Edward Jenner, remarquant que les vachers étaient protégés de la variole, inocule les pustules des vaches à l'homme et provoque une maladie bénigne qui empêche la survenue de la variole.

L'homme a un système de défense précis et efficace contre les corps étrangers qui l'attaquent. La recherche des anticorps*, molécules du plasma véhiculées par le sang et qui défendent l'intégrité de l'organisme, fut longue. Le concept d'anticorps est émis par von Behring (prix Nobel 1901) au début du siècle. Puis, en 1959, ils sont chimiquement définis par Porter et Edelman (prix Nobel 1972). La composition génique enfin, expliquant leur variété infinie, est décrite par Tonegawa en 1978 (prix Nobel 1987).

Les anticorps ne sont pas seuls à sauvegarder l'être vivant. Des cellules, lymphocytes* et macrophages*, circulent dans le sang, infiltrent les tissus et protègent de façon tout aussi efficace. Depuis Elie Metchnikoff (prix Nobel 1908) qui, au début du siècle, identifie ces cellules, jusqu'à leur caractérisation récente par des marques portées sur leur surface, beaucoup de temps s'est écoulé.

Dans les années 40-50, on émet l'hypothèse que le rejet de greffe est soumis aux mêmes règles que les mécanismes de défense face aux microbes. Sir Peter Medawar (prix Nobel 1960) confirme en 1944 qu'une deuxième greffe du même donneur est rejetée encore plus vite que la première; on s'aperçoit ensuite que cette mémoire est transmise aussi bien par les anticorps que par les cellules. Le greffon est un corps étranger, combattu, infiltré par des cellules et miné par des anticorps en vue d'une destruction totale.

Cependant, le fœtus a une composition pour moitié semblable au père (donc étranger) et vit en parfaite harmonie dans le ventre de la mère. Le problème de la tolérance est soulevé à nouveau par Peter Medawar, Rupert Billingham et Macfarlane Burnet (prix Nobel 1960), qui introduisent sous la peau du fœtus des tissus d'un donneur étranger. Ces tissus sont tolérés, mais le plus surprenant est que d'autres tissus du même donneur, greffé au receveur à l'âge adulte, seront également tolérés.

La tolérance est accessible, mais il faudrait prévoir pour chacun, dès la conception, un donneur potentiel, introduire des cellules « donneur » au cours de la vie fœtale et vivre en bonne connivence avec son binôme... en vue de lui demander un rein en cas de besoin ! Idée irréalisable. La tolérance* spécifique (un donneur pour un receveur) acquise pendant la vie fœtale n'est pas la solution au problème du rejet de la greffe.

Une autre voie de recherche sur la tolérance est de détruire la défense. Un homme sans défense peut recevoir une greffe, mais sa vie est alors compromise car toute autre agression peut être mortelle. Les immunosuppresseurs*, qu'ils soient physiques (irradiation) ou chimiques (médicaments découverts vers 1954 et employés chez l'homme après 1960), impliquent une surveillance accrue du greffé, pris entre deux feux : le rejet de la greffe si la défense reste forte et l'envahissement par d'autres intrus, provoquant des infections sévères, si elle devient trop faible.

Alors que faire ? Au lieu de combattre les défenses, ne serait-il pas possible de les identifier afin d'allier au mieux deux organismes qui se ressemblent ? Deux êtres génétiquement identiques comme les jumeaux se tolèrent. Si les marques de cette identité sont déchiffrables, l'alliance est possible. Karl Landsteiner avait identifié les groupes ABO qui régissent la compatibilité de la transfusion sanguine. Le globule rouge a une marque simple et précise. La transfusion est acceptée pour qui connaît le code et toute transgression à la règle se solde par un éclatement des globules transfusés. Les tissus auraient-ils aussi des groupes ? En bref, quelle est notre carte d'identité biologique ?

L'histoire des groupes tissulaires* commence au début du siècle avec les cancérologues qui tentent de greffer des tumeurs sur l'animal pour mieux les étudier. Or, toute tumeur extraite d'une souris et greffée sur une autre souris est rejetée. On pouvait s'attendre à l'inverse : le cancer ayant le génie d'envahir, il devrait proliférer là où il est implanté. Les rares cas de réussite se font entre deux souris ayant les mêmes caractères (par exemple la même couleur) ou atteintes d'une même maladie, ce qui suppose des caractères génétiques identiques.

Les premiers travaux scientifiques sont effectués par Peter Gorer, de Londres ; il démontre que parmi les groupes sanguins de la souris les groupes II régissent la prise ou le rejet des tumeurs. En effet, des anticorps qui agissent contre ce groupe II font rejeter la tumeur.

En 1938 il affirme que « les tissus normaux et cancéreux contiennent des facteurs iso-antigéniques* [des marques d'individualité] qui sont déterminés génétiquement. Ces facteurs présents sur le tissu greffé et absents chez l'hôte sont capables de provoquer une réponse qui induit la destruction de la greffe » ; cette découverte fondamentale ouvre une brèche dans l'implacable réaction du rejet de la greffe.

Les gènes d'histocompatibilité*, responsables de la compatibilité tissulaire, appelés « H », sont méticuleusement étudiés en 1946 par George Snell (prix Nobel 1980) au laboratoire Jackson de Bar Harbor (États-Unis). Au lieu de poursuivre ses essais de greffes sur des souris toutes dotées des mêmes gènes H, il a l'idée géniale de faire l'inverse. Il fonde des colonies de souris totalement identiques sauf pour les gènes H. Toute réaction, activité ou fonction qui diffère entre ces souris doit être réglée par ces gènes H. Pour obtenir de telles colonies de souris, il doit effectuer de nombreux croisements, ce qui demande beaucoup de temps et un travail fastidieux. A quelques mois de l'obtention de ces souris particulières, un incendie détruit toute l'animalerie. Persuadé de la légitimité de sa recherche, il recommence, sans se décourager. Les lignées qu'il obtient sont à la base de toutes les découvertes sur les groupes tissulaires. Quel institut de recherche accepterait aujourd'hui qu'un chercheur passe une bonne partie de sa vie à l'élevage de souris, sans publications, sans résultats, avec le seul espoir que ces souris nous apportent quelques connaissances sans pouvoir en mesurer l'exact retentissement ? La course aux publications actuelle occulte le travail de fond, lent et méticuleux. L'œuvre de George Snell est exemplaire.

Malheureusement, on ne peut transposer la découverte des groupes tissulaires de la souris à l'homme. En effet, si les globules rouges de la souris portent les marques de l'histocompatibilité, ceux de l'homme ne portent que les groupes ABO, dont la compatibilité est nécessaire mais non suffisante.

Au début des années 50, Jean Dausset, responsable du Centre de transfusion sanguine de l'hôpital Saint-Antoine, s'intéresse aux globules blancs (leucocytes) qui, mille fois moins nombreux que les globules rouges, circulent dans le sang. Il recherche les causes de réactions contre les globules blancs après la prise de certains médicaments ou lors de maladie où les globules blancs sont attaqués par l'organisme lui-même (maladie auto-immune). Dans ces deux cas, des anticorps tuent les globules blancs, soit parce qu'ils sont recouverts par le médicament (et donc identifiés comme éléments étrangers), soit parce que le processus responsable de la reconnaissance du soi et du non-soi est altéré (dans le cas de maladie auto-immune).

Comme tout bon transfuseur, Jean Dausset applique scrupuleusement les règles de compatibilité des globules rouges chaque fois qu'il transfuse du sang. Cependant, et notamment après de nombreuses transfusions, il remarque que le patient peut souffrir de fièvre et de malaises. Il incrimine alors les globules blancs et découvre en 1952 l'existence d'anticorps contre les globules blancs chez ces patients polytransfusés. Les techniques qu'il utilise sont grossières, mais elles démontrent d'une part que grâce à la transfusion de chaque composant du sang isolé, l'élément cible de la réaction est bien le globule blanc, d'autre part que l'agent responsable est bien l'anticorps. Il a beaucoup de difficultés à trouver un groupe de globules blancs analogue aux groupes ABO des globules rouges : le sang du receveur contient une myriade d'anticorps, et il n'y a pas deux sangs qui se ressemblent dans leur réaction. Cette complexité ne l'arrête pas : il collectionne les sérums provenant de receveurs ayant subi des accès de fièvre après transfusion, les teste sur des globules blancs de plusieurs dizaines de personnes, et décrit en 1956 un premier groupe leucocytaire* appelé MAC*, les trois lettres étant les initiales des noms des trois premiers donneurs de sérum.

Scientifique, mais aussi visionnaire, il écrit en 1957 que « l'importance des groupes leucocytaires ne se bornera pas à la pratique transfusionnelle. Dans l'avenir le choix des greffes des différents tissus sera peut-être rendu possible par l'étude attentive des antigènes* des leucocytes du receveur et du donneur éventuel ». En 1958, il publie dans un journal à faible audience un article sur les « isoleucoanticorps* », c'est-à-dire les anticorps qui agissent contre les globules blancs d'autrui. Cela lui vaudra le prix Nobel en 1980, et prouve que les grandes découvertes ne sont pas toujours celles rapportées avec grand bruit dans des journaux de forte diffusion.

Un nouvel espoir est né : les groupes tissulaires sont désormais à la portée des chercheurs et des cliniciens. Il faudra cependant trente-cinq ans d'une coopération internationale exemplaire réunissant quatre cents laboratoires pour en connaître tous les détails tant est grande leur complexité.

Le succès à la croisée des chemins

La technique chirurgicale de la greffe, maîtrisée depuis longtemps, ne suffit pas. Il manque la découverte qui fait sauter l'obstacle de la barrière du soi. Trois éléments vont y contribuer : la possibilité d'attente pour le receveur grâce aux premiers reins artificiels, la mise à disposition de moyens de destruction des défenses (immunosuppression* par rayons X ou par médicaments), et la reconnaissance de similarité (ou de différence) dans les groupes tissulaires. Vers 1960 une brèche est enfin ouverte et deux villes sont à l'honneur : Boston et Paris.

En 1958, à l'hôpital Peter Brent Brigham, une femme atteinte d'insuffisance rénale et devant subir une greffe du rein reçoit six cents rads*, dose d'irradiation mortelle, dans le but de détruire ses défenses. Elle subit alors, pour survivre, la greffe de onze moelles différentes. Puis un rein du dernier donneur de moelle lui est transplanté. Sans qu'on observe de rejet de la greffe de rein, la malade meurt de son insuffisance de moelle, détruite par l'irradiation et non reconstituée malgré les onze donneurs.

Devant cet échec mortel, les médecins font marche arrière et retournent à une situation plus aisée : les faux jumeaux. Ayant eu une vie fœtale commune dans le ventre de leur mère, des cellules ont peut-être été échangées, permettant ainsi la tolérance d'une greffe.

A Boston, en janvier 1959, et à Paris (hôpital Necker) en juin de la même année, deux paires de faux jumeaux sont greffés après une irradiation de quatre cent cinquante rads administrée en deux fois (donc moins toxique). Malgré une infection grave chez l'un et une crise de rejet chez l'autre, tout rentre dans l'ordre et ils vivront encore pendant vingt et vingt-six ans. Ainsi, une étape dans l'assaut de la barrière immunologique est franchie grâce à l'irradiation. Cette solution est cependant limitée à des cas particuliers et paraît non dénuée de risques.

En 1960, à l'hôpital Foch, un malade atteint de cancer du rein reçoit un rein de sa sœur ; l'intervention est précédée d'une irradiation (quatre cents rads) et suivie par l'administration de cortisone*. Il meurt cependant quatre mois plus tard, non pas de rejet mais des métastases* de son cancer. Deux autres greffes non apparentées sont faites à Foch en 1960 et 1961. Elles fonctionnent dix-sept et dix-huit mois pour être rejetées ensuite. La dose d'irradiation se réduit (deux cent cinquante rads), des médicaments sont adjoints, plus maniables, donnés au jour le jour.

Dès 1954, les laboratoires Wellcome (Grande-Bretagne) découvrent les premiers immunosuppresseurs qui seront employés chez l'homme à partir de 1960. Ils servent pour le traitement des cancers, empêchant la prolifération des cellules, mais sont aussi utilisés dans la greffe car les cellules les plus sensibles à ces médicaments sont les cellules immunocompétentes*. Toutefois, excepté quelques cas particuliers, les résultats restent encore catastrophiques.

La conjonction de l'expérience clinique de Jean Hamburger à Necker et des travaux scientifiques de Jean Dausset permet le succès d'une greffe avec compatibilité tissulaire. Jean Dausset vérifie que les groupes de globules blancs du donneur et du receveur (lointaine parenté) sont identiques : ils réagissent de façon similaire face à une batterie de sérums contenant des anticorps. La greffe est faite le 12 février 1962. Elle prend, et pour longtemps : la malade est guérie. Le mariage des recherches biologiques et de la technique médicale est couronné de succès.

En septembre 1963, l'Académie des sciences des États-Unis établit le bilan suivant : deux cent quarante-quatre greffes effectuées dans le monde (dont vingt-huit entre vrais jumeaux) ; 45 % d'échecs au cours des trois premiers mois, si la greffe est faite entre frères ou de parent à enfant, et 85 % dans les autres cas. Seules neuf greffes ont fonctionné plus d'un an (dont six apparentées) ; trois de ces greffés sont morts la deuxième année. A l'exception de celles faites entre vrais et faux jumeaux, les greffes sont encore très dangereuses, et, si les succès sont célébrés avec grand bruit, les échecs restent dans l'ombre. On en conclut que cette méthode, hautement expérimentale et d'indication limitée, ne peut avoir un usage généralisé.

Les dernières barrières

Au cours des cinq années qui suivent, progressivement et méthodiquement, les obstacles s'estompent et on découvre un nouveau champ thérapeutique.

Le rein artificiel a fait de grands progrès et, dès 1966, il est proposé de reprendre ce traitement si le rejet survient. Ainsi le rejet d'un rein ne signifie plus la mort, ce qui permet de nouvelles audaces.

La compatibilité tissulaire est confirmée. Jean Dausset fait appel à des donneurs de sang à qui il propose des greffes de peau de parent à enfant, ou entre personnes non apparentées, et prouve qu'il existe une corrélation entre la prise de la greffe et les groupes leucocytaires. Ces greffes ont été effectuées dans des conditions qui auraient scandalisé les comités éthiques actuels.

Félix Rappaport, habile chirurgien, convaincu de la compatibilité tissulaire, vient de New York à Paris, généralement les jours fériés, pour opérer... dans le bureau de Jean Dausset où la table de travail sert de table d'opération ! Cette activité semi-clandestine mobilise tout le laboratoire et concerne des donneurs bénévoles informés sur la recherche effectuée et avertis de la greffe. Ils viendront tous les jours montrer leurs pastilles de peau greffées afin que l'on note la date du rejet. Ils donneront périodiquement leur sang afin que l'on puisse reconnaître leur groupe tissulaire et enregistrer l'apparition d'anticorps. Cette activité se fait dans un enthousiasme suscité par Jean Dausset lui-même. Une véritable fourmilière est en action, se levant tôt, se couchant tard, avec le sentiment d'un devoir accompli pour qu'autrui puisse enfin avoir des greffes qui « marchent ».

Passionnées par ces groupes tissulaires, les équipes du monde entier se rejoignent, et des ateliers communs s'organisent dès 1964 ; en 1968, à Turin, le troisième atelier réunit déjà seize laboratoires : treize groupes tissulaires sont identifiés et leur transmission génétique reconnue. On est au début du système HLA* (*Human Leucocyte Antigen*). L'appariement donneur-receveur sera proposé aux malades. La recherche d'une compatibilité parfaite sera suivie principalement en Europe et obligera à créer des fichiers recensant les receveurs pour permettre un choix optimal des donneurs.

L'immunosuppression accroît sa panoplie, abandonnant l'irradiation, trop dangereuse, au profit de médicaments désormais plus nombreux, mieux connus et mieux manipulés. Le sérum antilymphocytaire*, qui tue les cellules immunocompétentes, fait son apparition. Le rejet est de mieux en mieux combattu.

La greffe est enfin l'objet d'attention particulière. Outre les possibilités de conserver le greffon à l'aide de liquides spéciaux mis au point durant cette période, on tente de greffer des reins provenant d'un homme mort cérébralement, mais dont le cœur bat encore. Cette première expérience est accomplie en 1963 par un chirurgien belge, Guy Alexandre, suivi par Jean Hamburger en 1964. Le rein greffé est de bien meilleure qualité ; il reprend sa fonction très rapidement. Mais quelle révolution conceptuelle ! La mort n'est plus définie par l'arrêt du cœur. La réflexion a évolué et franchi un obstacle supplémentaire. Les philosophes, éthiciens, juristes et législateurs, acceptent cette idée, un peu bousculés par des médecins et chirurgiens téméraires. Elle n'est cependant toujours pas admise au Japon ou en Chine.

Comme le disait à cette époque John Merrill, « l'audace est un devoir lorsqu'il s'agit de maladies graves ». Mais jusqu'où l'audace peut-elle aller ?

Peut-on tout greffer ?

Les greffes de rein

Le nombre de greffes de rein ne cesse d'augmenter. En France, on compte seize transplantations en 1966, cent soixante-dix en 1970, trois cent quarante en 1975, six cent soixante-six en 1980 et près de deux mille en 1993. Plus de deux cent mille greffés vivent dans le monde. On dit communément qu'en l'an 2000, un acte chirurgical sur deux sera une greffe. Tout laissait à penser que la greffe ne serait qu'expérimentale. Or elle connaît un essor extraordinaire grâce aux découvertes scientifiques et aux choix politiques qui, en un quart de siècle, ont complètement modifié la panoplie thérapeutique tout en suscitant des réflexions profondes sur la nature humaine.

La découverte de l'histocompatibilité (compatibilité des groupes tissulaires) augmente soudainement le succès des greffes. Après la transplantation à partir de reins de donneurs vivants, les médecins proposent des reins de cadavre scientifiquement choisis pour la compatibilité* HLA et ABO. Afin d'obtenir des greffons de bonne qualité, le rein est prélevé sur des personnes mortes dont le cœur bat. La mort cérébrale* est officialisée en France par la circulaire du ministre Jeanneney le 24 avril 1968, levant l'ambiguïté qui pesait sur les prélèvements effectués jusque-là. Le greffon n'est plus prélevé après un temps sans circulation sanguine. Le rein peut être conservé et transporté grâce aux progrès des solutions froides perfusées pendant trente heures. Cela laisse le temps de choisir le meilleur receveur, le convoquer, transporter le rein et pratiquer la greffe. Le résultat de l'identification des groupes tissulaires sert d'arbitre pour le choix du greffon. L'organisation se met en place en France autour de l'Association France-Transplant créée par Jean Dausset (23 septembre 1969) quelques mois après Euro-Transplant (Hollande et Allemagne). Ultérieurement, se développent UK-Transplant et Scandi-Transplant. Dans chacun de ces réseaux se regroupent des équipes médicales et chirurgicales ainsi que des biologistes. La technique se diffuse, les reins s'échangent, les groupes tissulaires s'affinent. Pour chaque donneur mort, la coopération nationale et internationale cherche le meilleur receveur. La coordination entre biologistes responsables du typage*, donc du choix du receveur, et médecins et chirurgiens effectuant la greffe atteint son apogée en 1980, au moment où Jean Dausset reçoit le prix Nobel.

Cette même année sonne le glas de l'autorité d'arbitre de l'histocompatibilité dans la greffe. Deux découvertes déstabilisent le rôle prépondérant des groupes tissulaires et mettent l'accent sur la tolérance du greffon.

A peine connaît-on le système, à peine est-on capable de l'utiliser de façon adéquate que, déjà, il est dépassé : en effet, à la suite de compilations de résultats sur ordinateur, il apparaît clairement que quelques transfusions de sang avant la greffe suffisent pour donner au receveur un état de tolérance qui efface tous les effets d'incompatibilité HLA.

Pourquoi ? A ce jour, personne n'est en mesure de répondre. Certains pensent à un rôle des globules blancs, à une tolérance active ; d'autres pensent à celui de l'hémoglobine, ou à celui de n'importe quelle molécule ou cellule – toutes les hypothèses sont émises. Gerhard Opelz, chargé du travail statistique, étudie chaque courbe, chaque figure. Le meilleur facteur prédictif de survie de la greffe est le nombre de transfusions sanguines reçues avant la transplantation. Cela est encore plus évident dans les statistiques américaines que dans celles obtenues en Europe. Le taux de survie des greffes à six mois d'évolution est de 30 % sans transfusion et de près de 80 % après plus de dix transfusions. En Europe, les chiffres sont de 50 % sans transfusion et de 85 % après plus de dix transfusions. La différence des résultats sans transfusion entre les États-Unis et l'Europe est peut-être due à la recherche d'une plus grande compatibilité HLA en Europe.

L'année 1980 marque aussi la date de l'explosion des transplantations de cœur, foie et autres, grâce à un nouveau médicament, la ciclosporine*. En septembre 1978, Roy Calne rapporte en Angleterre les premiers essais effectués à Cambridge, avec ce médicament des laboratoires suisses Sandoz, sur les greffes de reins.

C'est une bombe dans le milieu des transplanteurs. Un espace de liberté, et donc de nouveauté, s'ouvre d'un seul coup. Quelques problèmes de toxicité seront réglés par une adaptation des doses et, en 1980, l'immense champ des greffes est délivré de la barrière immunitaire.

L'histoire de ce médicament remonte à 1969. Pour découvrir de nouvelles substances, les laboratoires Sandoz analysent toutes sortes d'échantillons. Dans un échantillon de terre vaseuse prélevé sur un plateau du sud de la Norvège ils isolent un champignon, le *Tolypocladium inflatum*, dans le but de trouver de nouveaux antibiotiques. Ce produit est analysé par des tests systématiques dans toutes les catégories de la pharmacopée, et sa capacité à inhiber la réaction immunitaire *in vitro* est reconnue en janvier 1972 dans le laboratoire de Jean-François Borel.

A partir de cette découverte, deux courants s'affrontent chez Sandoz. Le premier, autour de Jean-François Borel, continue à faire avancer le produit. Il prouve l'absence de cytotoxicité : le produit inhibe la réaction immunitaire sans détruire les cellules. L'équipe purifie la substance active en 1973, en reconnaît la structure chimique en 1975 et en réalise la synthèse en 1980.

A l'inverse, le deuxième courant, celui des sceptiques, juge qu'il faut arrêter le projet. Tout d'abord, le marché présumé est faible et le coût élevé. En outre, les premiers essais chez l'homme, en 1977, révèlent que l'absorption par voie digestive sous forme de poudre est quasi nulle. L'arrêt de l'étude de ce produit est demandé.

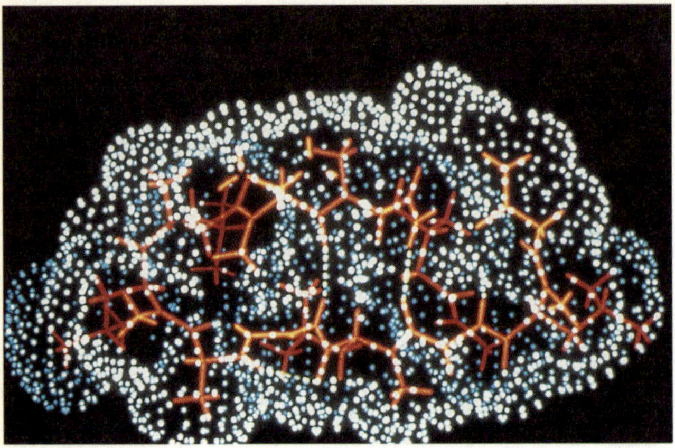

La ciclosporine à l'assaut de la barrière immunitaire. *C'est en recherchant de nouveaux antibiotiques que les laboratoires Sandoz ont découvert un nouveau médicament capable d'inhiber la réaction immunitaire : la ciclosporine. Découverte en 1969, elle ne sera utilisée sur l'homme qu'à partir de 1978.*
Ph. © D. R.

Jean-François Borel mélange la ciclosporine avec de l'alcool pur et un détergent afin de faciliter l'absorption du produit dans le sang; il avale le tout et démontre le passage de la ciclosporine dans son sang. La préparation actuelle est à base d'huile d'olive.

C'est seulement après les premiers essais cliniques que l'on s'aperçoit que le produit est toxique. Il attaque le rein et augmente la susceptibilité aux cancers. Encore une fois, grande est la tentation d'arrêter le projet. On observe cependant qu'une diminution des doses proposées provoque une chute sensible de la toxicité, sans altérer pour autant l'effet thérapeutique.

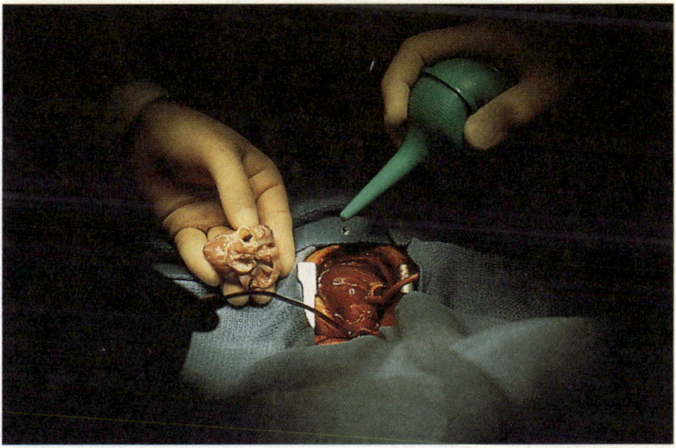

Un cœur greffé.
En janvier 1964, la première greffe de cœur fut tentée sur Body Rush qui décéda deux heures après la greffe.
Aujourd'hui, quoique courant, cet acte chirurgical n'en reste pas moins extraordinaire, comme cette greffe de cœur effectuée sur un bébé.
Ph. © Alexander Tsiaras / Cosmos.

Il a fallu beaucoup de persévérance et d'opiniâtreté pour apporter ce médicament au malade. C'est une révolution dans la stratégie de la greffe. Les greffes de toutes sortes sont désormais possibles, sans qu'on ait à se préoccuper de la barrière de l'incompatibilité HLA.

La greffe du cœur

Pour toute greffe autre que celle du cœur, il est préférable que le cœur du donneur batte. Alors comment greffer la pompe elle-même sans dommage ? La mise au point de la circulation extracorporelle, avec une pompe placée à l'extérieur du corps, ouvre la voie des opérations à cœur ouvert dès 1955. Arrêter le cœur, le faire repartir avec une décharge électrique, c'est déjà jouer avec la mort.

La possibilité de garder le cœur au froid pour quelque temps et la technique de découpage et celle de couture rapide permettent à Norman Shumway de greffer avec succès des chiens. En effet, au lieu de coudre huit vaisseaux, deux artères, deux veines caves et les veines pulmonaires, une collerette des oreillettes d'où partent ces vaisseaux est recousue avec le cœur greffé. Les greffes faites sur le chien n'intéressent alors personne car qui oserait greffer un cœur d'homme ? James Hardy, de l'université de Jackson (États-Unis, Mississippi) fut le premier.

En janvier 1964, Boyd Rush, âgé de soixante-huit ans, se trouve au stade terminal d'insuffisance cardiaque. Dans le même hôpital, un jeune homme susceptible de donner son cœur mourait d'encéphalite irréversible. Après concertation avec les familles, la décision d'une greffe de cœur est prise. Cependant, le cœur de Boyd Rush, le receveur, cesse de battre alors que le jeune homme est encore en vie. Une circulation extracorporelle est mise en place en salle d'opération. Après vote des cinq collaborateurs (quatre oui, un non), on décide de lui greffer un cœur de singe disponible dans l'animalerie voisine. Le cœur, trop petit, ne peut résorber le retour du sang et le patient décède deux heures après la greffe.

Norman Shumway, Christian Barnard et d'autres sont prêts, mais il est difficile de réunir deux patients proches de la mort dont l'un ferait survivre l'autre. Le 3 décembre 1967, au Cap, Christian Barnard greffe pour la première fois le cœur d'une jeune femme à Louis Washkansky, épicier de cinquante-quatre ans. Celui-ci quitte son lit onze jours plus tard. Tous croient au succès. Mais, du fait des immunosuppresseurs, il est atteint de pneumonie et meurt le 21 décembre.

Cette nouvelle est reprise par les médias, d'autant que personne ne s'attendait à ce que la première greffe cardiaque fût faite en Afrique du Sud. Le 7 décembre, à Brooklyn, un nouveau-né subit une greffe cardiaque mais meurt quelques heures plus tard. Christian Barnard recommence une deuxième greffe le 2 janvier 1968 en transplantant le cœur d'un sportif métis au dentiste Philip Blaiberg, qui survivra dix-neuf mois et demi.

Quatre jours plus tard, Norman Shumway greffe un cœur, mais les complications surviennent vite ; l'opéré est réopéré, on lui retire la rate, la vésicule, et il meurt deux semaines après. Dans l'année qui a suivi « la première » de Christian Barnard, cent deux greffes ont été faites dans le monde, dont la première en Europe est effectuée par Christian Cabrol (27 avril 1968).

Sur les cent deux personnes greffées, deux tiers meurent dans la même année. Pourtant, cinq personnes survivent plus longtemps. Philip Blaiberg (dix-neuf mois et demi), le révérend père Boulogne greffé par Charles Dubost (quinze mois), Lewis Russel (six ans et demi), Betty Annick (neuf ans) et Emmanuel Vitria traité par Edmond Henri et Raoul Montiès (dix-huit ans et demi !). Cependant, devant tant d'échecs, les chirurgiens modèrent leur ardeur et attendent le médicament antirejet. En effet, aucune technique rapide de recherche de compatibilité n'est disponible. Mais surtout, il n'est pas possible d'en tenir compte, car il faut prendre le donneur qui se présente pour un receveur souvent en situation désespérée, sans possibilité de choix.

Parallèlement, des essais avec des machines (cœurs artificiels) ou des greffes avec des organes d'animaux se soldent par des échecs. Le bond en avant est effectué grâce à la ciclosporine, employée dès 1980. Les greffes se multiplient et les résultats s'améliorent rapidement : cent vingt-cinq greffes en 1981 et près de seize mille jusqu'en 1991, avec un taux de réussite qui atteint 80 %. Si la greffe de cœur est actuellement une intervention chirurgicale courante dans un service de chirurgie cardiaque, cela ne retire pas le caractère extraordinaire de l'acte.

L'ambiance est toujours d'urgence et de mort déjouée : la course contre la montre, l'angoisse de retirer un cœur au receveur, thorax ouvert, au moment où le greffon est arrivé en salle d'opération, la crainte que le cœur ne reparte pas, ou qu'il y ait des fuites au niveau des sutures. Quoique fréquente, cette intervention est toujours une aventure.

La greffe du poumon

Le même chirurgien américain James Hardy fut le premier à oser pratiquer une greffe de poumon et son histoire nous fait encore réfléchir. John Russel, condamné à mort, est atteint d'un cancer du poumon.

Le gouverneur d'État lui propose de ne pas subir la peine capitale en échange d'une contribution à la cause humanitaire : servir pour une expérience scientifique. Il accepte de se placer dans cette situation, sachant que la greffe de poumon est une première jamais tentée chez l'homme.

Le 11 juin 1969, la greffe a lieu. Elle réussit. Cependant John Russel décède le dix-huitième jour à la suite de l'aggravation d'une maladie rénale dont il était également atteint.

D'autres transplantations sont tentées, mais très souvent échouent; le jeune Belge Alois survit cependant dix mois. Quelques greffes cœur-poumon sont aussi effectuées sans plus de succès. L'arrivée de la ciclosporine débloque encore une fois la situation. Les greffés cœur-poumon survivent (quatre ans pour une directrice de publicité qui reprend son travail, deux ans pour le greffé suivant), et l'on tente à nouveau de greffer un ou deux poumons.

En 1990, deux cent quatre-vingt-dix greffes pulmonaires unilatérales (d'un côté), cent trente greffes bilatérales (des deux côtés) sont réalisées dans le monde. On arrive à des situations plus complexes : greffe de cœur-poumon-foie (Roy Calne, le 22 décembre 1986). Mais que penser de la greffe successive? Un accidenté donne le bloc cœur-poumon à un insuffisant respiratoire. De celui-ci on reprend le cœur pour le donner à un malade du cœur. Du cœur retiré du dernier patient on prélèvera les valves qui serviront à d'autres. Une chaîne d'organes que l'on se transmet!

La greffe du foie

Personne ne pense pouvoir un jour transférer le foie, organe vital complexe, gros, très fragile et traversé de nombreux vaisseaux et canaux. Thomas Starzl y croit, et tente l'expérience sur l'animal. Il trouve le moyen de transférer le foie délicatement, de le conserver, peu de temps, en le réfrigérant par la veine porte, qui apporte le sang au foie, de compenser rapidement la perte de flux sanguin (très importante lors de l'ablation du foie), et bien d'autres astuces encore. Il s'installe à Denver, fait des greffes de rein et poursuit ses essais de greffe de foie chez le chien. Il réalise la première transplantation chez l'homme le 1er mars 1963 : le greffé ne survit guère plus de cinq heures. Le deuxième malade ne survit que vingt-deux jours. Le troisième meurt après huit jours.

Devant ces essais, d'autres emboîtent le pas, dont Roy Calne à Cambridge. En 1969, il existe déjà plus de trente équipes, et sur les cent neuf greffés, huit survivent, quoiqu'un seul pendant plus de deux ans.

En 1975, deux cent vingt-huit greffés du foie sont recensés dans le monde dont seulement vingt survivent. La technique s'améliore, les troubles de coagulation, responsables des premiers accidents, sont corrigés. Toutefois cet organe, si gros, si fragile, doit être mis en place en cinq heures, sinon le greffon se détruit.

En fait, tout explose – encore une fois – avec l'arrivée de la ciclosporine. Le nombre de greffes s'accroît et la qualité de la greffe s'améliore. Roy Calne essaie le premier ce traitement qui permet l'acceptation de la greffe. On passe de 30 à 80 % de succès, puis à 90 %. A Villejuif, Henri Bismuth lance le programme français de greffe de foie qui devient, avec celui de Roy Calne, le plus important d'Europe. Des centres de greffes de foie s'ouvrent. Plus de six cents greffes par an sont réalisées en France actuellement, mais cela représente autant de greffes que dans le seul centre dirigé par Thomas Starzl à Pittsburg !

Les progrès continuent, le foie se découpe en deux pour apporter un petit foie aux enfants ; deux patients reçoivent chacun la moitié du foie d'un même donneur. La séparation d'une partie du foie pour la transplantation chez un enfant est difficile car les vaisseaux et canaux sont fins et très courts. Cette intervention chirurgicale se pratique depuis peu avec des donneurs vivants, devant l'insistance de parents qui veulent sauver leur enfant en leur donnant une partie de leur foie. Le risque de complications pour le donneur n'est pas nul et le risque de mortalité demeure, même s'il est très bas. Mais a-t-on le droit de faire une chirurgie délicate à une personne saine qui n'en a pas besoin, de lui faire courir un risque mortel pour sauver son enfant ? Quelle est la limite de risque que le chirurgien peut admettre avant d'intervenir sur un donneur sain ?

Le pancréas (qu'il s'agisse de l'organe entier ou des cellules isolées qui sécrètent l'insuline), l'intestin et tout autre organe peuvent être greffés à l'exception du cerveau. Seules quelques greffes avec des cellules de fœtus ont été faites dans le cerveau de l'homme pour traiter la maladie de Parkinson.

La méthode chirurgicale, la dépression immunitaire et la réanimation médicale sont maintenant bien au point. Alors où s'arrêter ? Greffer un cœur, deux poumons, un foie à la même personne ? Cela est possible et se pratique depuis près de dix ans. Changer presque complètement les éléments vitaux d'un organisme est désormais à la portée de tout chirurgien.

La chimère homme-homme est bien vivante – l'homme l'a créée.

Un cas particulier, la greffe de moelle osseuse

La moelle fabrique les éléments du sang : les globules rouges qui apportent l'oxygène, les plaquettes qui font coaguler, les globules blancs qui captent et digèrent les microbes. Mais elle est aussi source des cellules immunocompétentes, c'est-à-dire des cellules compétentes dans la défense de l'individu contre toute agression extérieure.

La moelle osseuse greffée, contenant les cellules immunocompétentes du donneur, a la capacité de rejeter tout l'individu receveur, attaquant principalement la peau, les intestins et le foie. La réaction du greffon contre l'hôte, très violente, est mortelle, et représente un risque propre à la greffe de moelle.

Bien des essais avaient été tentés, notamment par Georges Mathé dès 1956, mais l'un ou l'autre type de rejet (rejet de la moelle ou rejet de l'individu par la moelle) provoquait la mort. Seuls cinq chercheurs yougoslaves irradiés accidentellement au centre nucléaire de Vinca ont été sauvés. La moelle greffée leur a permis de passer un cap puisque, trois semaines après, leur propre moelle fonctionnait à nouveau. Les chercheurs ont été sauvés, la moelle greffée ayant joué un rôle transitoire. Face aux échecs successifs, toutes les équipes s'arrêtèrent de greffer jusqu'à la découverte de l'histocompatibilité.

En effet, seul un appariement parfait des groupes tissulaires permet d'envisager une greffe de moelle osseuse, même après l'avènement de la ciclosporine. Le moyen le plus simple d'être sûr de la compatibilité HLA, pour les groupes connus et inconnus, est de chercher dans la fratrie ceux qui ont reçu de leurs parents les mêmes gènes. Tous les gènes HLA sont portés par le chromosome 6*. Le père et la mère possèdent chacun deux chromosomes 6. Ils en transmettent chacun un lors de la procréation. Il n'y a donc que quatre combinaisons possibles : le premier du père avec le premier ou le second de la mère, le second du père avec le premier ou le second de la mère. Ainsi chaque enfant a une chance sur quatre de recevoir le même couple de chromosomes 6 que son frère ou sa sœur.

En testant les produits HLA connus, qui servent de repères, on peut identifier les chromosomes transmis. Si ces produits HLA sont identiques entre deux frères, tout ce qui n'est pas connu, et donc non testé, est aussi identique puisque la transmission se fait en bloc sur le même chromosome.

Plus récemment, un programme de greffe de moelle s'est développé entre personnes non apparentées. En effet, les couples ont souvent peu d'enfants et l'absence de frère ou sœur HLA identique obligeait à récuser la greffe. Dans le cas d'une greffe non apparentée, il faut tester tous les gènes HLA jusque dans leurs plus fins détails, au niveau de la séquence des gènes. En effet, la moindre disparité peut être mortelle. Actuellement, cinquante mille personnes en France sont typées et prêtes à donner leur moelle à un malade qui aurait les mêmes groupes HLA.

La greffe de moelle se caractérise par le fait que le donneur, apparenté ou non, est toujours vivant. Le donneur peut même être un enfant (seul cas de donneur vivant mineur accepté par la loi). L'anonymat est levé dans le cas de greffe effectuée dans la fratrie.

La greffe de moelle pousse les limites éthiques au-delà de ce qui est souvent admis : l'enfant peut donner, le donneur est connu et le don est parfois poussé par l'élan affectif. Malheureusement, il arrive que le don, que l'on voudrait parfait, attaque le receveur et le rejette tout entier. Les états psychologiques du donneur et du receveur en période de succès ou en cas d'échec sont là pour dire que cet acte n'est pas anodin.

Greffe et système immunitaire

Et après ?

La greffe est maîtrisée, mais à quel prix ? Le risque du rejet persiste toujours. Il est parfois aisé, pour le patient, de surveiller l'organe ou le tissu greffé s'il s'agit de la peau que l'on regarde tous les jours. Mais la situation est souvent plus compliquée. Dans la surveillance d'une greffe de cœur, par exemple, l'auscultation du cœur ou un électrocardiogramme apportent des informations trop tardivement. Il faut procéder à un prélèvement (biopsie*) d'un fragment de tissu du cœur toutes les semaines les deux premiers mois, puis en pratiquer d'autres, plus espacés. La technique est simplifiée par le passage dans une veine du cou d'un long cathéter* avec un bout coupant qui rapportera la biopsie. Cette intervention nécessite une salle d'opération équipée de moyens radiologiques : détecter le rejet dans sa phase précoce n'est pas si simple.

Un autre risque est lié à l'immunosuppression. Des infections de toutes sortes assaillent le greffé chez lequel on souhaite empêcher le rejet par destruction des défenses. Le défaut de défenses peut même accroître la susceptibilité aux cancers et aux lymphomes*, fait observé au début des traitements par ciclosporine lorsqu'elle était surdosée.

Les médicaments eux-mêmes peuvent être toxiques. La ciclosporine, médicament miracle contre le rejet, provoque des troubles du rein. L'apparition d'anomalies de la fonction rénale après une greffe de rein est alors ambiguë : manifestent-elles les effets de la ciclosporine (faut-il réduire la dose ?) ou un début de rejet (faut-il augmenter la dose ?). La cortisone, souvent donnée à forte dose lors des rejets, apporte son contingent de troubles bien connus : risque de diabète, d'hypertension, de prise de poids et de décalcification.

En outre, si la greffe remplace l'organe malade, la maladie qui a détruit le rein, le foie ou le cœur est toujours là. L'organe greffé peut à son tour être détruit par la même maladie... et remplacé à nouveau. Tous ces inconvénients et complications ne sont que peu de choses comparés à la vie redonnée, à la qualité de vie retrouvée, la reprise du travail et la grossesse possible.

La défense du soi

Quel est donc le mécanisme qui provoque le rejet des greffes ? Le système de défense n'a pas été construit par la nature pour empêcher le chirurgien de faire des greffes. La greffe n'a servi qu'à dévoiler un arsenal qui nous protège, garde notre intégrité contre toute agression extérieure et marque notre individualité. Le champ scientifique qui étudie cet arsenal est nommé « immunologie* ».

Les groupes tissulaires ont tout d'abord été déchiffrés sans qu'on en connaisse pour autant la signification. La découverte des groupes tissulaires, petites marques portées par toutes les cellules de l'organisme, comme une estampille porteuse de l'origine de fabrication, fut une œuvre collective dont le point de départ chez l'homme est le groupe MAC trouvé par Jean Dausset. Ces groupes tissulaires ont été dénommés HLA.

Tous les deux ou quatre ans, les laboratoires qui étudient ce sujet se réunissent, mettent en commun leurs découvertes et se partagent le travail pour la période suivante, s'échangeant cellules, sérums et banque de données. La première rencontre a eu lieu à Durham (États-Unis) en 1964, la dernière (la onzième) à Yokohama (Japon) en 1991. La prochaine se tiendra à Saint-Malo en 1995. Au départ, moins d'une dizaine de laboratoires ont essayé de reproduire la technique de leurs collègues ; ils sont plus de quatre cents aujourd'hui. De ce fait, toute nouveauté est connue et acceptée par les autres : groupes tissulaires (ou antigènes HLA), molécules qui les portent, cellules qui les expriment et gènes qui les codent. Ce chemin, parcouru ensemble, est exemplaire. Il ne s'agit pas d'une société savante mais d'une association de conseillers internationaux cooptés (une trentaine) qui organisent le travail et le partagent, suivant les capacités et les résultats de chacun, dans une œuvre collective.

Cette aventure scientifique a défini deux classes de groupes tissulaires, la classe I* et la classe II*. La classe I se manifeste à la surface de toutes les cellules de l'organisme comme une marque du soi ; la classe II n'est exprimée que sur les cellules immunocompétentes : lymphocytes et macrophages. La première catégorie, distinguant le soi du non-soi, sert donc pour le choix, l'acceptation ou le rejet de toute cellule de l'individu ; la deuxième catégorie fait partie du système de communication de la machinerie interne de défense, non seulement dans le cas de la greffe, totalement artificielle, mais aussi dans la réaction contre toute agression externe comme l'infection par des virus ou autre micro-organisme, ou l'envahissement interne par un cancer.

Très schématisé, l'organigramme du système de défense est simple : des commandos sur les frontières, un état-major central et des armées tueuses. Les commandos sont les macrophages. Situés aux frontières entre le monde interne et l'extérieur comme la peau, les muqueuses, les poumons (où arrive l'air ambiant) et le foie (où passe le sang apportant ce qui vient du tube digestif), ils captent un échantillon de ce qui est à leur portée. Ils ont la capacité de prendre et de digérer, en d'autres termes de phagocyter.

Contrairement au polynucléaire* qui capte aussi le corps étranger et le détruit en se détruisant lui-même, formant ainsi le pus dans un abcès, le macrophage, lui, entraîne en son sein le corps étranger et ne le digère que partiellement, le découpant en multiples morceaux. Il place ces morceaux à la surface de la cellule, sur des présentoirs qu'il fabrique en permanence. Ces présentoirs sont les molécules HLA de classe II. A qui le macrophage présente-t-il ces morceaux du corps étranger ? A un informateur central, un lymphocyte, qui distingue ce qui est soi et non-soi.

Le lymphocyte est « éduqué » durant la vie fœtale pour reconnaître ce qui est soi du non-soi en passant dans le thymus*, situé au milieu du thorax derrière l'os sternum (le thymus correspond au ris de veau, bien connu des gourmets). L'organisme fabrique une panoplie de lymphocytes, chacun reconnaissant une cible particulière. Le thymus sélectionne tout d'abord ceux qui visent des éléments ressemblant à soi (sélection positive) puis élimine ceux qui très précisément ciblent le soi (sélection négative).

Cette éducation par double sélection amène à garder des lymphocytes qui tuent ce qui est proche de soi sans être soi. Le lymphocyte, éduqué dans le thymus, est naturellement appelé lymphocyte T. D'une part, il trie l'information (soi, non-soi), et d'autre part il ordonne l'état de guerre.

Tout intrus porteur d'une particularité reconnue étrangère doit être éliminé. Cet agent de l'état-major a été distingué des autres lymphocytes par une marque à sa surface (comme la couleur de l'uniforme dans l'armée) appelée n° 4. Le lymphocyte T4 a pour mission de reconnaître tout ce qui est présenté par les molécules HLA de classe II, de trier et de déclencher la réaction immunitaire de défense si cela est nécessaire. Ainsi s'effectue une première transmission d'information entre le macrophage (frontalier) et le lymphocyte T4. Dans le cas du sida, le très bas niveau des lymphocytes T4 est responsable du grand déficit immunitaire.

Les armées tueuses sont au nombre de deux. L'une fabrique des « flèches » qui pointent une cible précise et se fixent sur le corps étranger par la reconnaissance de la partie « non-soi ». Ces « flèches », très petites, s'infiltrent partout ; des « explosifs » viennent ensuite s'accrocher là où elles se fixent pour faire sauter la particule étrangère. Ces « flèches » sont les anticorps, l'« explosif » peut être le « complément », machinerie complexe composée de nombreux relais afin d'éviter l'autodestruction, ou alors une cellule ayant en son

La réponse immunitaire.
Schéma 1.
Le macrophage capte le corps étranger et présente les particules au lymphocyte T4. Celui-ci initie la réaction et active les armées tueuses : le lymphocyte T8 et le lymphocyte B, qui fabrique des missiles appelés anticorps.

Les interleukines.
Schéma 2.
La réponse immunitaire est amplifiée par des hormones (les interleukines) qui multiplient le nombre des cellules concernées. L'interleukine 1 est sécrétée par le macrophage et atteint le lymphocyte T. L'interleukine 2 est fabriquée par le lymphocyte T et accroît le nombre des lymphocytes T et B. D'autres interleukines interviennent également dans la réaction immunitaire (IL4, IL5, interféron γ).

La transmission de l'information.
Schéma 3.
L'information de la présence d'un corps étranger et de ses particularités doit être transmise de cellule à cellule. La présentation des morceaux est faite par les molécules HLA (qui servent de présentoirs) et la réception par le récepteur antigène du lymphocyte T. Deux moments sont importants : présentation par le macrophage (HLA classe II) au lymphocyte T4, et présentation par la cible (HLA classe I) au lymphocyte T8.

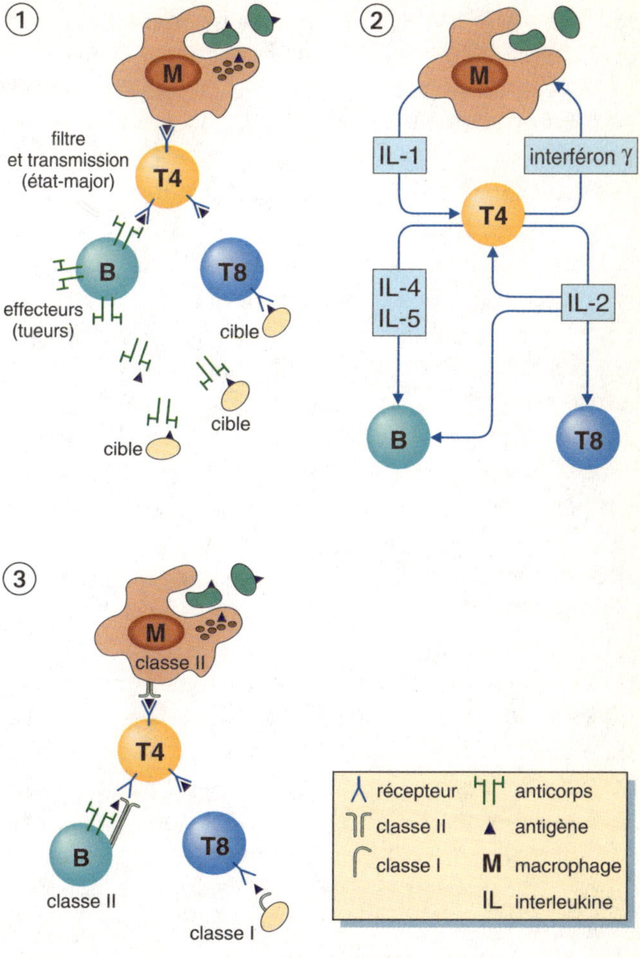
1
M
filtre
et transmission
(état-major)
T4
B
T8
effecteurs
(tueurs)
cible
cible
cible
2
M
IL-1
interféron γ
T4
IL-4
IL-5
IL-2
B
T8
3
M
classe II
T4
B
classe II
T8
classe I
récepteur
anticorps
classe II
antigène
classe I
M macrophage
IL interleukine

sein des « explosifs » (comme le monocyte*). Les anticorps, petites protéines, ont donc une tête chercheuse et une queue qui s'adapte soit au complément, soit aux cellules tueuses. Ils sont fabriqués par des lymphocytes de la moelle osseuse (*Bone marrow* en anglais) et circulent ensuite dans le sang : ce sont les lymphocytes B.

L'autre armée, plus lourde, est composée d'un autre type de lymphocytes qui reconnaissent les particularités « non-soi » à la surface des cellules infectées, endommagées ou greffées, qui deviennent des cibles. Après une infection virale, certains morceaux du virus émergent à la surface de la cellule infectée. De même, après une greffe, les cellules étrangères sont identifiées par des marques extérieures particulières ; lors d'un cancer, des molécules malformées (donc inconnues de l'organisme) sont disposées sur la membrane de la cellule maligne. Dans tous ces cas, les motifs « nouveaux » se manifestent à la surface de la cellule. Ils pourraient s'en détacher facilement car la membrane de la cellule est fluide, mais ils sont maintenus à la surface par des présentoirs qui les exposent en permanence afin d'alerter le système de défense. Ces présentoirs sont les molécules HLA de classe I, présentes sur toutes les cellules de l'organisme.

Ces molécules contiennent toutes sortes de débris (de soi et de non-soi) dans leur cavité. L'armée tueuse lourde doit en faire le tri. Elle est également composée de lymphocytes T, éduqués dans le thymus, et se différencie des lymphocytes T4 par une marque (ou uniforme) appelée n° 8 : il s'agit donc de la population lymphocyte T8. Ces lymphocytes T8 ont pour mission de reconnaître ce qui est présenté par les molécules HLA de classe I. Les deux armées, les lymphocytes B fabriquant les anticorps et les lymphocytes T8 tueurs, sont généralement informées par le lymphocyte T4. Ce dernier est l'état-major qui reçoit les premières informations et déclenche tout le système de défense, non pas tous azimuts, mais dans un but d'économie, en visant précisément l'intrus qui porte la marque étrangère.

Ainsi les molécules HLA présentent un échantillonnage des éléments contenus à l'intérieur de la cellule et les maintiennent à la surface : présentoirs de classe II pour les macrophages (principalement), présentoirs de classe I pour toutes les autres cellules de l'être vivant. Les lymphocytes T, grâce à leur récepteur, reçoivent l'information présentée par les molécules HLA venant des macrophages (lymphocytes T4 ou auxiliaires), ou des cellules de n'importe quelle partie du corps (lymphocytes T8 ou tueurs), et font le tri de ce qui est soi et non-soi avant d'agir. Chaque lymphocyte possède un récepteur de forme unique. Si la complémentarité est bonne (comme la clef dans une serrure), il s'active et enclenche la réaction de défense (lymphocyte T4) ou détruit la cible (lymphocyte T8).

Les présentoirs (molécules HLA) ont un rôle essentiel. Suivant la forme de la cavité, ils peuvent ou non présenter un morceau de l'étranger. La nature, heureusement, a doté chacun d'un large éventail de présentoirs, codés par plusieurs gènes : trois gènes principaux de classe I (HLA-A, B, C) et de nombreux gènes de classe II dont les plus importants sont HLA-DR, DQ et DP. Cette grande variété de cavités permet à l'organisme de mettre en présentoir toute sorte de particularité étrangère, chacune des cavités ayant une forme distincte de l'autre, s'adaptant plus ou moins bien aux morceaux du corps étranger.

Ces présentoirs HLA, propres à chaque individu, sont une sorte de carte d'identité biologique qui délimite le soi et le non-soi et qui reflète la manière de réagir face au monde extérieur. Lorsqu'une épidémie survient, certains individus, dotés d'une cavité qui présente bien les fragments de l'agent infectieux, seront mieux défendus, tandis que d'autres, non munis de cette cavité, seront malades.

Chez tout greffé, comme chez toute personne, la molécule HLA peut aussi présenter des morceaux d'elle-même. Le greffon est alors identifié comme un corps étranger, au même titre qu'une infection, et subit une réaction de rejet.

Cette carte d'identité biologique est définie génétiquement. Elle est transmise de parents à enfant. Deux personnes ayant le même présentoir, par exemple deux frères ayant reçu les mêmes lots HLA du père et de la mère, acceptent beaucoup plus facilement une greffe car rien ne les différencie à la surface des cellules. L'étude des greffes a donc décelé ces présentoirs, éléments essentiels de la défense immunitaire.

L'information précise, qui dénonce la présence de particules étrangères et fait intervenir les présentoirs HLA et les récepteurs des lymphocytes T, met en jeu une infime partie de l'arsenal de défense qui ne suffit pas dans la lutte contre l'invasion étrangère. La nature est capable de multiplier très rapidement les éléments mis en alerte par l'intrus. Une hormone, appelée interleukine*, est sécrétée par le macrophage dès qu'il est activé (interleukine 1). Elle multiplie les lymphocytes T qui ont été alertés (et non les autres). Le lymphocyte T fabrique alors de l'interleukine 2, qui fait proliférer les lymphocytes T (et B) activés par l'information de l'apparition d'un corps étranger, et de l'interféron* γ, qui excite les macrophages, augmentant d'autant la boucle d'activation.

Ce système d'amplification multiplie les cellules alertées, et elles seules, sans quoi la réaction serait faible et inefficace. Mais il ne faudrait pas que la réaction soit trop violente. Les moyens de l'atténuer ou de la supprimer sont moins bien connus. De plus, la suppression ne doit pas être totale, car la mémoire persiste, une deuxième attaque étant toujours plus vigoureusement combattue.

Le médicament principal employé contre le rejet de la greffe, la ciclosporine, empêche la fabrication de l'interleukine 2, réduisant ainsi la réaction immunitaire à sa plus simple expression.

L'activation du lymphocyte n'est pas instantanée. En effet, la particule étrangère présentée par les molécules HLA doit être placée face au récepteur de nombreux lymphocytes (essai d'adaptation de la clef dans la serrure). Ces essais sont difficiles, car les trois molécules (HLA, morceau de corps étranger enchâssé et récepteur du lymphocyte T) sont minuscules par rapport à la taille des cellules du sang. Cette simple attache, formée par le corps étranger enserré dans la molécule HLA et reconnu par le récepteur du lymphocyte, ne suffit pas à stabiliser la connexion. D'autres amarres sont donc là pour maintenir la cohésion. Elles agissent un peu comme du papier adhésif et, prises isolément, elles ne suffiraient pas non plus à accrocher deux cellules. Toutefois, l'association de ces amarres accessoires et du système de reconnaissance à trois éléments est efficace. Une des principales amarres est l'uniforme n°4 lui-même (appelé CD4*), qui adhère aux molécules de classe II, ou l'uniforme n° 8 (appelé CD8*), qui, lui, adhère aux molécules de classe I. Il en existe d'autres, et on recherche actuellement des médicaments capables de réduire leur force afin de minimiser la réaction de rejet, tout en maintenant une certaine défense.

Ainsi, le rôle des molécules HLA dans la réponse immunitaire et l'effet de la ciclosporine ont été compris bien après que les médecins ont utilisé l'identité des groupes tissulaires ou prescrit ce médicament pour faciliter la tolérance d'une greffe. Il n'est pas nécessaire de connaître le mécanisme intime des défenses pour les combattre. Cependant, on peut espérer qu'une description plus détaillée stimulera les recherches sur la fine manipulation des acteurs présents dans la réaction de rejet.

Greffes du futur et futur de la greffe

Les greffes difficiles

Les greffes sont de mieux mieux tolérées, les actes chirurgicaux réglés et le suivi après greffe contrôlé. Certaines greffes restent encore difficiles à réaliser. La greffe de moelle osseuse est exemplaire et ne peut s'envisager qu'entre frère et sœur ayant reçu de leurs parents les mêmes lots de gènes de groupes tissulaires. La connaissance des molécules et des gènes de ces groupes tissulaires jusque dans leurs séquences intimes a fait rechercher des donneurs semblables en tout point à un receveur non apparenté. Le nombre de combinaisons est si grand qu'il faut avoir une liste de donneurs potentiels se chiffrant à plusieurs dizaines de milliers pour avoir une chance de trouver une identité totale entre donneur et receveur. Pour effectuer ce décryptage, la technologie a dû faire un bond extraordinaire vers l'automatisation à partir d'un petit volume de sang. Actuellement, cinquante mille donneurs en France, autant au Royaume-Uni, autant en Europe du Nord, et huit cent mille aux États-Unis sont typés, fichés et mis sur ordinateur. Les moelles s'échangent et voyagent.

Pour éviter la réaction du greffon contre l'hôte, certains ont tenté de séparer les cellules immunocompétentes de celles qui servent à fabriquer les globules rouges, les plaquettes et les globules blancs polynucléaires. Cette opération s'est soldée par un échec, car la moelle alors se greffe difficilement. Plus grave encore, si la maladie d'origine est une leucémie, l'écrémage des cellules de défense provoque un risque de rechute alors que la greffe était tentée pour éliminer la maladie.

Aucun test ne prévoit actuellement la réaction du greffon contre le receveur. La culture *in vitro* des cellules provenant du receveur au contact de celles du donneur confirme les résultats obtenus par l'analyse des gènes des groupes tissulaires, mais ne prédit pas cette réaction. Le comptage de cellules prêtes à tuer chez le donneur pourrait être une voie future de prédiction. L'avancée se fait très progressivement dans ce chemin plein d'embûches.

Une autre greffe se transforme : la greffe de pancréas. L'organe entier est-il nécessaire pour compenser un diabète avec défaut de sécrétion d'insuline ? Des études sont faites pour séparer les seules cellules fabriquant l'insuline, nichées dans les îlots de Langerhans* et les implanter, ce qui serait plus facile. Les techniques de séparation, de conservation et de réimplantation ne sont pas encore tout à fait maîtrisées.

Que penser des greffes de cellules nerveuses dans le cerveau ? Actuellement utilisée pour traiter la maladie de Parkinson, l'implantation de cellules fœtales

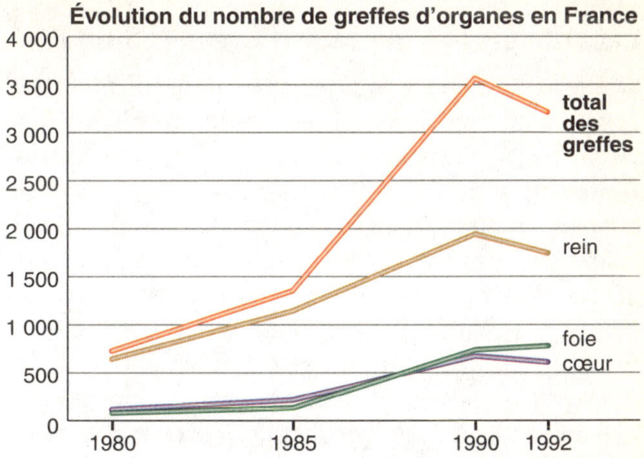

dans un site précis ne provoque aucun changement de la personnalité. Mais la technique étant au point, la mise en place de cellules dans des endroits où elles pourraient modifier les sentiments, les sensations, le comportement, doit faire réfléchir le médecin qui tenterait un tel acte.

De nouveaux médicaments apparaîtront prochainement, d'activité supérieure à la ciclosporine et de nocivité moindre. Le but est toujours de détruire les défenses pour que la greffe survive. Des recherches sur la tolérance du seul greffon sans la destruction de tout le système de défense en sont encore à leurs balbutiements. Peut-on rééduquer le thymus, organe qui fait le tri entre soi et non-soi, pour qu'il tolère soi et autrui qui donne un organe, tout en gardant les défenses à l'égard du reste du monde extérieur ? Le thymus pourra-t-il un jour être rééduqué après la naissance ?

Les substituts à la greffe d'organes humains

Greffer d'homme à homme pose le problème de la disponibilité des organes, la question juridique et le problème philosophique de la protection et de l'inviolabilité du corps. Est-il envisageable de prendre des organes sur l'animal et de faire une xénogreffe ? Beaucoup travaillent actuellement sur ce sujet, mais le rejet de greffe est encore plus difficile à contrôler. On reviendrait à l'idée de Serge Voronoff qui, au début du siècle, tenait une ferme de singes supérieurs, comme un dépôt de pièces de rechange pour l'homme. Des tentatives apparaissent par moments dans la presse. Le porc pourrait être l'animal de choix, ce qui provoquerait une réticence probable dans certaines religions.

La machine est-elle un moyen de remplacer la greffe ? Le rein artificiel est utilisé pour les insuffisants rénaux. L'encombrement oblige à la séparer du corps et à effectuer des séances d'épuration trois fois par semaine. Le cœur pourrait se prêter à une miniaturisation avec un fonctionnement électrique intégré. Des programmes américains sont en cours pour obtenir de telles pompes dont les essais sur l'homme se feraient après 1995. Les risques ne seraient plus ceux du rejet ou des traitements immunosuppresseurs, mais ceux de la coagulation et de la bonne adaptation de la machine.

Le futur de la greffe sans greffe

L'essor des greffes est-il sans limites ? On le pensait jusqu'à présent, le domaine des applications étant chaque jour élargi. En France cependant, en 1993, le nombre de greffes se stabilise et même diminue. Pourquoi cette diminution ? Certains pensent que les indications sont mieux choisies, plus précises, et donc plus restreintes. D'autres incriminent la diffusion de la technique, et donc la diminution du nombre de patients adressés, en particulier les étrangers, dans les grands centres de référence. Mais la cause principale de cette diminution est surtout le nombre décroissant des donneurs.

Le futur de la greffe n'est-il pas l'absence de greffe ? Les premiers signes de la maladie sont mieux connus depuis l'étude de la récidive des maladies sur le greffon. L'état réversible ou irréversible est repéré et donc les médecins mieux avertis pourront prévenir le passage vers l'irréversibilité des lésions. Le but final est de guérir avant d'être obligé de greffer. Les connaissances acquises grâce à la greffe conduiront à la prévention de maladies dès les premiers indices, au moins pour certaines d'entre elles, et peut-être à l'extinction des greffes.

La greffe est un duel dans le corps,
gagné par les médecins,
chirurgiens et biologistes.

La greffe est le résultat de la jonction
de l'esprit de découverte et de l'esprit de génie.
Elle génère une dualité dans la pensée des hommes,
médecins, malades en attente de greffe et greffés,
et suscite une ambiguïté des attitudes pratiques,
éthiques et juridiques.

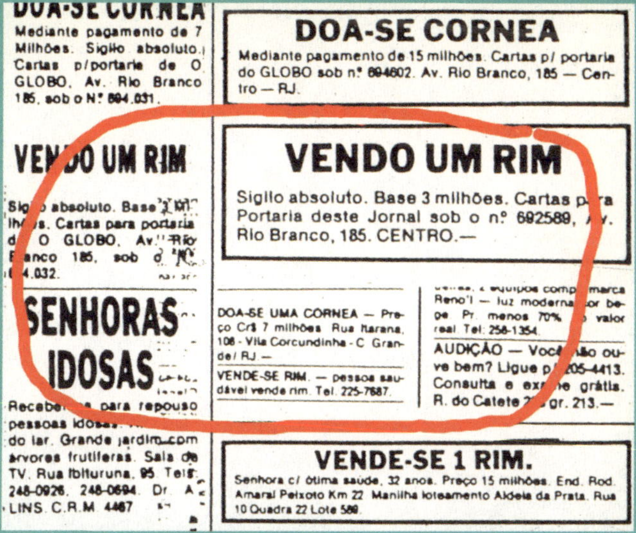
DOA-SE CORNEA
Mediante pagamento de 7 Milhões. Sigilo absoluto. Cartas p/portaria de O GLOBO, Av. Rio Branco 185, sob o N.º 694.031.

VENDO UM RIM
Sig… absoluto. Base 3 mil… lhões. Cartas para portaria d… O GLOBO. Av. Rio Branco 185, sob o … 4.032.

SENHORAS IDOSAS
Recebe… para repouso pessoas idosas … do lar. Grande jardim com árvores frutíferas. Sala de TV. Rua Ibituruna, 95. Tels.: 248-0926. 248-0694. Dr. A. LINS. C.R.M. 4467

DOA-SE CORNEA
Mediante pagamento de 15 milhões. Cartas p/ portaria do GLOBO sob n.º 694602. Av. Rio Branco, 185 — Centro — RJ.

VENDO UM RIM
Sigilo absoluto. Base 3 milhões. Cartas para Portaria deste Jornal sob o n.º 692589, Av. Rio Branco, 185. CENTRO.—

DOA-SE UMA CORNEA — Preço Cr$ 7 milhões. Rua Itarana, 108 - Vila Corcundinha - C. Grande/ RJ.—

VENDE-SE RIM. — pessoa saudável vende rim. Tel. 225-7687.

… equipos comp… marca Reno'l — luz moderna … bege. Pr. menos 70% … valor real. Tel: 258-1354.

AUDIÇÃO — Você não ouve bem? Ligue p/ 205-4413. Consulta e exame grátis. R. do Catete … gr. 213.—

VENDE-SE 1 RIM.
Senhora c/ ótima saúde, 32 anos. Preço 15 milhões. End. Rod. Amaral Peixoto Km 22. Manilha loteamento Aldeia da Prata. Rua 10 Quadra 22 Lote 589.

La greffe : un duel dans les esprits

Le don de soi : gratuit, anonyme et volontaire *(page précédente). L'Organisation mondiale de la santé (OMS) rappelle que « les parties du corps humain ne peuvent faire l'objet de transactions commerciales ». Toutefois, en Inde ou en Amérique latine, des personnes n'hésitent pas à vendre leur corps pour de l'argent.*
Ph. © D. R.

La complémentarité entre l'esprit de génie du médecin, basé sur ce qui est parfaitement maîtrisé, et l'esprit de découverte du chercheur, visant à explorer des domaines inconnus, peut être considérée comme un objet de confrontation dans le cas de la greffe.

Du point de vue de la pratique médicale, les esprits s'affrontent lorsque, pour la première fois, le chirurgien décide de tenter une greffe ou de la répéter malgré les échecs antérieurs. Les crises de conscience entre raison et intuition expliquent les périodes audacieuses et les moments de silence dans l'histoire de la greffe. Avec le temps, l'expérience acquise et l'apport d'éléments nouveaux, la confiance renaît. L'acte chirurgical devient réglé, les complications sont maîtrisées, et le succès redonne à l'esprit de génie sa place et aux médecins la fonction attendue.

Du point de vue de l'éthique médicale, les esprits s'affrontent de nouveau : la mort est-elle marquée par l'arrêt du cœur, suivant la tradition, ou a-t-elle une autre définition ? Le corps est-il inviolable et indisponible ou peut-il être utilisé pour le prélèvement ? Le don est-il affirmé positivement ou présumé ? L'éthique est-elle basée sur des principes ou est-elle modulée par un comportement pragmatique ? Le droit est-il fondé sur des principes immuables ou les lois cautionnent-elles *a posteriori* l'acte accompli ?

Dans ce cheminement difficile se mêlent les règles établies et les exigences médicales. Des compromis, variables dans le temps comme dans l'espace, sont proposés suivant le degré de liberté.

Cependant, le premier intéressé est le malade qui attend la guérison.

Médecin, patient et greffé

Esprit de génie et esprit de découverte

Tout porte à croire que la médecine et la biologie ne font qu'un : médecin et chercheur, voilà la conjonction idéale. Apporter au malade les résultats de la science, tel doit être le but de la médecine moderne. Pourtant le génie médical et la recherche biologique ne suivent pas les mêmes règles et, souvent, l'« esprit de génie » s'oppose à l'« esprit de découverte ».

L'esprit de génie vise à maîtriser totalement une situation où l'imprévu est source de catastrophe. Un pont ne doit pas s'effondrer, un barrage ne doit pas céder, une fracture de la jambe doit être réparée, l'appendice ôté ou l'infection jugulée. Aucun degré de liberté n'est permis, l'acte est codifié, une mauvaise connaissance des règles peut être criminelle. La maîtrise de la technique, l'apport de nouvelles technologies et la mise en place de systèmes de sécurité améliorent la réalisation. Le temps est calculé, le coût est connu et la programmation possible.

Inversement, l'esprit de découverte est libre, et tout nouvel espace de liberté est source de création. Le découvreur n'a pas de limite de temps, il ne sait pas quand il trouvera. Un résultat imprévu est souvent à l'origine d'une découverte. Plus l'inattendu survient, plus le chercheur a de chances d'aboutir à une grande découverte. Celle-ci arrive sans prévenir et on ne connaît ni le moment de son apparition ni son coût. Ainsi l'esprit de découverte exige une totale liberté ; l'acte directif ne peut être source de création.

Deux esprits apparemment antinomiques, celui de la pratique médicale et celui de la recherche biologique, cohabitent chez tout médecin. L'un exige une finalité précise, une réalisation immédiate et sans faille ; l'autre est libre et le pousse à oser toujours plus. Passer d'un registre à l'autre, se croire découvreur en soignant, s'octroyer une liberté pour faire mieux, c'est parfois frapper à la bonne porte, c'est parfois aller trop loin. La frontière est mal définie.

Le médecin est au service d'autrui et doit agir sans attendre. En période de fléau, des actes directifs sont nécessaires pour répondre à l'urgence des soins à donner. Mais pour mieux soigner, il doit mettre à profit son esprit de création. La recherche se fait à partir de l'homme malade et vers l'homme malade.

Cette intrication de la recherche scientifique et du génie médical s'applique aux hommes et aux structures ; elle explique les erreurs fréquentes. Pour planifier et atteindre certaines réalisations, il faut faire appel à l'esprit de génie. Inversement, investir en espérant qu'une découverte sera faite dans un axe précis n'apporte que des résultats minimes, voire nuls. Dix années durant, aux États-Unis, d'énormes sommes ont été investies dans la recherche des virus responsables du cancer chez l'homme, sans résultats. Quelques années plus tard, alors que les crédits avaient été coupés, des gènes ressemblant à ceux des virus responsables de cancers chez l'animal ont été découverts chez l'homme.

N'y a-t-il pas actuellement méprise sur l'attribution de fonds spécifiques, et surtout sur les planifications, dans la recherche sur le sida, le cancer ou le traitement des myopathies, qui espèrent trouver immédiatement des traitements ?

Des découvertes seront faites, mais elles n'auront souvent que peu de bénéfice direct pour le malade. La découverte dépend de l'état des connaissances, et c'est parfois grâce à l'avancée d'une science sans relation avec l'objet recherché qu'elle s'effectue. Qui pensait aux applications médicales du laser lorsque le phénomène fut découvert ?

L'histoire de la greffe d'organes est une belle démonstration de cette croisée de chemins entre la recherche, qui amène à la découverte de groupes tissulaires, et le génie chirurgical ou médical qui cherche à guérir des insuffisants rénaux. La rencontre des deux disciplines a été bénéfique, puis chacune a poursuivi son chemin. Le but recherché n'est pas le même, le rythme n'est pas le même, l'esprit n'est pas le même. Ces rencontres sont des moments privilégiés de la médecine.

Le génie chirurgical avait résolu les problèmes opératoires depuis longtemps. Mais seules l'autogreffe et celle entre vrais jumeaux étaient acceptées. Les scientifiques ont découvert les groupes tissulaires en travaillant sur la transmission du cancer. La recherche demande du temps, et la découverte ne fut opérationnelle que dans les années 60.

Le génie médical et l'esprit de découverte se sont principalement rencontrés en France lors de la collaboration du biologiste Jean Dausset et du médecin Jean Hamburger. Les groupes tissulaires, mieux connus, ont même permis de choisir un donneur non apparenté. Cette collaboration est un moment décisif dans l'histoire de la greffe.

La greffe peut se dispenser d'une identité tissulaire, grâce à une tolérance induite par des transfusions pour la greffe de rein (phénomène toujours incompris), et surtout par des médicaments puissants, comme la ciclosporine. Pour leur part, les biologistes continuent de s'interroger sur le rôle naturel des groupes tissulaires codés par des gènes du « complexe majeur d'histocompatibilité* ».

Si médecins et chercheurs travaillent de nouveau chacun de leur côté, il reste cependant des traces de leur alliance. Les greffes de moelle ne peuvent se passer de l'identité HLA, les malades immunisés n'acceptent que des greffes compatibles, et les greffes d'organes sont mieux tolérées à long terme si la compatibilité HLA est respectée.

Il est vrai que les spécialistes de l'histocompatibilité ne veulent pas perdre la paternité de la transplantation et qu'ils veillent à la suite des événements, incorporant toujours des études de greffes dans leurs ateliers internationaux.

Le patient : homme malade ou objet de recherche ?

Le médecin est celui qui traite une personne atteinte d'une maladie. On attend de lui qu'il ne se trompe pas, qu'il répare le désordre. Il exerce généralement cette fonction, guidé par son expérience, en suivant des règles transmises par ses maîtres. Il adapte le traitement à chaque malade en fonction de l'état physique ou psychologique de ce dernier.

Parfois, il est confronté à une situation nouvelle. Il propose alors d'essayer un nouveau traitement. Il devient chercheur.

On ne peut dire où commence l'essai et où s'arrête l'expérimentation. Prévenir le malade, avoir l'accord de la famille, est-ce suffisant ? Le malade est souvent peu conscient et la famille demande plus que ne peut donner le médecin. Ce dernier doit choisir entre tenter la dernière chance, si minime soit-elle, et protéger le malade contre tout excès.

Une nouvelle dimension de l'essai, soulevée par la réalisation des greffes à partir d'un donneur vivant, réside dans le risque que court la personne saine en donnant un organe au malade. Une personne est morte à Lyon en donnant son rein. Le prélèvement d'une portion de foie pour le greffer à son enfant n'est pas sans risque : une mère est ainsi morte à Hanovre. Si la famille est prête à prendre ce risque, le médecin a-t-il le pouvoir de décider seul ? A quel niveau de risque est-ce admissible ? La recherche qu'il exerce est particulière car elle touche à la vie et à la mort de l'individu. La première condition est d'informer les malades ainsi que les donneurs vivants et de n'agir qu'avec leur consentement.

Le code de Nuremberg, promulgué après la Seconde Guerre mondiale, peut se résumer ainsi : « Ne fais pas à autrui ce que tu ne voudrais pas qu'on te fît. » Les accords d'Helsinki vont plus loin. Ils définissent ce que doit être une étude scientifique, évaluent les risques et les avantages, et décrivent les procédures à suivre, notamment pour l'information et le consentement du patient. Ces lignes de conduite sont fondées sur des principes qui mènent à des règles. Une sanction est même prévue au cas où l'investigateur ne s'y plierait pas : le résultat de son travail ne pourra être diffusé, aucune publication ne sera admise – cela signifie que ce travail aura été fait en vain.

De ces règles est né le « consentement éclairé* », signé par le malade, qui en principe lui est demandé pour le protéger. Mais, aux États-Unis principalement, de nombreux procès ont fait dévier cette raison première : la signature devient une protection du médecin et, par son intermédiaire, de la firme pharmaceutique qui propose l'étude. D'une simple signature peut naître une certaine méfiance du malade à l'égard du médecin.

C'est ainsi qu'au Japon la notion de consentement éclairé n'existe pas – cela serait fausser les rapports entre le médecin et le malade et pourrait rompre la confiance mutuelle. Mais les essais thérapeutiques effectués au Japon ne sont pas valables aux États-Unis, et tous les tests sont donc refaits. Le refus des dossiers japonais par l'administration américaine n'est pas prononcé pour des raisons scientifiques mais pour des raisons éthiques. Là encore, ce manque de souplesse semble excessif. Comment mêler science et éthique lorsque les règles morales varient d'une culture à l'autre ?

Il serait temps de recentrer le problème : en signant, le malade ne passe pas un contrat avec le médecin et ne décharge pas la responsabilité de la firme pharmaceutique ; il ne fait pas un cadeau à l'investigateur en acceptant que l'étude scientifique soit menée sur lui. Il fait un don à la société, un don de connaissance. Ce n'est pas un contrat malade-médecin, mais un contrat malade-société, et le médecin est le garant du bien-fondé et de l'innocuité de cette étude, le témoin de ce don et le conseiller du malade. Cette notion du don de connaissance devrait permettre de mieux cerner le geste.

Le consentement éclairé, préparé à l'avance, et la signature du malade ne doivent pas être des paravents pour le médecin mais la source d'une réflexion et d'une responsabilité accrues. Ce don devrait être clairement nommé. Comme on donne son sang, ses organes, on peut donner à la société pour une meilleure connaissance, tout en étant garanti par les principes d'Helsinki du bien-fondé de l'expérience. Le don vient du malade et non de l'appel du médecin ou d'une firme pharmaceutique.

La loi du 20 décembre 1988 a délimité les règles de l'essai thérapeutique, tendant à assurer le respect de l'intégrité et de la dignité de la personne, en demandant notamment la création du Comité de protection des personnes pour la recherche biologique. Désormais, aucun essai thérapeutique ne peut avoir lieu sans l'avis de ce comité.

En outre, le code civil distingue de façon très explicite l'être humain de la chose. L'homme n'est pas une chose, il ne peut faire l'objet de convention ou de commerce. Il ne vend que le fruit de son travail et non son corps. Si aujourd'hui cela nous semble évident, la confusion était grande avant l'abolition de l'esclavage.

L'homme et l'animal appartiennent au monde vivant et suivent les mêmes lois biologiques. L'expérimentation sur l'animal est un passage obligé pour tenter une nouvelle thérapeutique sur l'homme. Les premières expériences de greffes ont été pratiquées sur l'animal, d'animal à animal, et des organes humains ont même été greffés à l'animal. Les premiers hommes greffés ont reçu des organes d'animaux. Si, pour l'expérimentateur, l'homme et l'animal ont des réactions biologiques similaires, il serait cependant dangereux de les confondre. Le code civil place l'animal dans la catégorie des choses et considère l'homme comme un être unique. Tout ce qui se fait sur l'animal n'est pas transposable à l'homme. Cependant la limite n'est pas toujours précise.

Chaque être humain est unique : unicité biologique, comme nous l'ont appris les immunologistes et les généticiens, mais aussi unicité spirituelle intégrant le vécu. La diversité entre les êtres humains oblige à distinguer et à respecter chacun d'eux. Le médecin ne traite pas l'homme en général, mais un homme, avec son histoire personnelle et sa composition originale. Ce dernier est un tout, mélange d'inné et d'acquis, et le médecin a une responsabilité lorsqu'il transforme l'individu ou en modifie une partie. La perturbation ne trouve justification que s'il y a un mieux pour l'être. Mais que veut dire mieux ? Le bonheur et le malheur sont existentiels et la valeur de la vie ne se mesure pas par la performance biologique. En perturbant la vie d'un homme, lui apporte-t-on un bénéfice dans l'accomplissement de son être ? La responsabilité est grande et l'auteur doit être capable de répondre (*response-ability*) de la valeur de l'acte effectué. A chaque greffe, des questions se posent : pourquoi faire la greffe ? quelle chance de réussite ? quel risque de souffrance ? quelles perturbations du corps et de l'esprit ? Tout n'est pas permis dans la greffe chez l'homme. On ne peut imaginer mettre deux têtes à un homme, comme au chien de Demikhov. L'histoire de tout individu a une cohérence qui doit être respectée.

Le greffé : entre soi et non-soi

Dans quel état psychologique se trouve le greffé, perturbé par cette intrusion dans l'intégrité de soi ?

Avant la greffe, les moments d'anxiété alternent avec les moments d'espoir. La mort proche ou la dépendance d'une machine sont opposées à la possibilité d'ôter le mal. Il tient du miracle d'envisager de remplacer ce qui est détruit, d'effacer et de recommencer de zéro. Ce mélange d'abattement et d'attente, avec comme seule bouée de sauvetage la greffe, fait tout admettre. « Donnez-moi un cœur nouveau », a dit Washkansky, le premier greffé cardiaque, à Barnard. On attend l'acte magique, l'acte qui sauve à n'importe quel prix.

La décision finale est prise brutalement, après un appel téléphonique à la fois souhaité et redouté. L'adieu des proches et la prise en main par des médecins et des chirurgiens est un moment où l'on perd son individualité, où on « leur » abandonne son corps pour qu'il soit transformé. La greffe est faite. Le greffé n'est plus lui-même. Une « nouvelle naissance », « une résurrection », « le miracle de Lazare » ; le passage est ressenti comme l'approche de la mort et le retour à la vie. L'euphorie, la reconnaissance envers tous, la joie de vivre sont les premiers sentiments après le réveil.

Parfois le malade tombe brutalement dans le coma et se réveille avec une greffe. La surprise est souvent heureuse, mais certains mettent du temps à comprendre ce nouvel état. Le corps étranger est là. L'intrus fonctionne et a redonné la vie. Tous les médecins s'agitent autour de ce qui n'est pas à soi, objet plus précieux que soi puisqu'il est le lien avec la vie. La crainte de l'échec, la dépendance à l'organe d'autrui, les examens répétés, la surveillance rapprochée des médecins mettent rapidement le greffé en condition. Cette ambiance entraîne deux attitudes opposées qui peuvent se manifester successivement chez la même personne : l'une s'abrite derrière la technicité, l'autre exalte le résultat de la recherche, comme une image en miroir de la dualité de l'esprit de génie et de celui de découverte du chirurgien ayant accompli la greffe. D'un côté la peur d'une déficience, l'angoisse que tout s'arrête, le besoin de tout vérifier et de revenir sans cesse à l'hôpital incitent les uns à vivre dans un cocon, à ne pas se lancer dans la vie active. Inversement, d'autres s'y plongent, reprennent leur travail et affichent leur état comme un exemple, héros et témoins vivants des résultats de la médecine moderne et de la recherche scientifique.

La première manifestation de rejet chez le greffé lui rappelle que la tolérance n'est pas totalement maîtrisée et qu'une maladie peut être remplacée par une autre. En fait, neuf greffés sur dix sont satisfaits de leur vie ; huit sur dix mènent une vie quotidienne pratiquement normale, retrouvant en outre leur activité sexuelle ; plus de un sur deux reprennent une vie professionnelle et plusieurs dizaines de femmes ont mené des grossesses à terme – et ont eu des enfants normaux – même après avoir subi une greffe de cœur.

La dette à l'égard du donneur, sa recherche comme on recherche un parent inconnu, la sensation d'autrui en soi, les sentiments variés, voire déviants, peuvent gêner la vie du greffé.

Se réveiller, ressusciter avec le corps d'autrui en soi oblige à se poser des questions sur son identité. Le greffon pourrait être considéré comme un objet, une machine de remplacement, diminuant d'autant la charge affective et l'intrusion d'autrui. Mais le greffon n'est pas une chose, il n'est pas monnayable, et le droit le range du côté de l'être humain. Le greffon est vivant, il a une fonction vitale. Le transplant est bien l'organe d'autrui. Mais ce n'est pas non plus l'autre en soi. Soi est toujours là. Identique ou modifié ?

Le greffon animal pourrait être considéré comme une chose et donner une tout autre appréciation. Le médecin qui greffe n'évalue pas son acte de la même manière que le juriste ou le législateur. Ainsi, lorsqu'il s'agit de sauver un homme, le médecin ne fait pas de différence entre être et chose : seule l'acceptation de la greffe compte. Hardy, dans sa première greffe de cœur, a pris l'organe de l'animal car aucun cœur d'homme n'était disponible au moment où le thorax était ouvert. Il ne s'est pas posé la question du statut de l'organe – être humain ou chose –, mais bien de la vie qu'il voulait sauver, de l'homme qu'il voulait guérir.

Le don d'organe n'a pas de prix. Est-il raisonnable de dissocier dans le don une entité matérielle, considérée sans valeur et transférée au mieux à autrui, et le don de vie de valeur infinie qui est du domaine de l'esprit ? Le sentiment du donneur n'est pas forcément l'image en miroir de celui du greffé. Le donneur pense plus à la valeur infinie et à la dimension spirituelle. Le greffé reçoit l'organe-élément prêt à fonctionner qui va remplacer l'organe défectueux. Mais ne reçoit-il pas aussi un don de vie ?

Deux situations paraissent toucher la frontière de l'identité de soi : la greffe de cerveau et celle d'organes sexuels. Le cerveau, qui garde la mémoire du vécu, paraît être le dernier garant de l'identité. Les greffes de cellules dans le cerveau débutent. L'identité de l'homme peut-elle changer ? L'homme peut-il devenir un autre ? Si les actes chirurgicaux effectués sur le cerveau et les produits chimiques qui agissent sur le système nerveux modifiaient déjà la personnalité, l'ajout d'autrui provoque une sensation supplémentaire d'échange d'identité.

L'homme est inscrit dans l'histoire, contrairement à l'animal. Chaque individu contribue à l'avancée de l'héritage commun de l'humanité ; il laisse à la génération suivante le résumé du passé et ce qu'il a apporté durant sa vie et son passage. Imaginons – ce qui n'est actuellement pas admis – une greffe d'organe fabriquant les gamètes (comme les testicules ou les ovaires) : cet acte changerait l'identité de l'homme. L'homme greffé serait bien lui-même et transmettrait autrui. Le corps vit, mais il s'inscrit dans l'histoire par la reproduction. La transmission du patrimoine n'est cependant pas résumée dans les gènes, elle est aussi dans le vécu, elle est aussi spirituelle ; cet héritage est propre à l'homme.

La famille du donneur mort sait que d'autres vivent avec les organes du mort. Il est mort, mais en partie vivant. Lorsque de nombreux organes ont été prélevés, distribués, et font vivre plusieurs personnes, il est difficile de faire son deuil. Résumer la mort à un cerveau, faire le deuil du seul cerveau et se dire que les organes vivants distribués et qui ont transmis la vie ne sont pas vivants conduit à un paradoxe perturbant. Combien de familles cherchent à retrouver qui vit avec une partie du corps de l'être aimé. Les parents de Denise Darvall, jeune fille morte qui donna son cœur au premier greffé du cœur Louis Washkansky, ont rompu l'anonymat demandé par les médecins dans l'espoir de voir leur fille immortalisée.

Éthique et droit : entre principes et pragmatisme

Quelle mort pour la vie ?

On a souvent dit que la vie commence à la naissance et se termine avec l'arrêt du cœur. En fait, la vie débute bien avant la sortie du ventre de la mère : le petit homme se forme depuis la fécondation jusqu'à l'accouchement. Où placer la barre qui définit le début de l'homme ? Les réponses, religieuses ou juridiques, sont multiples et varient suivant les pays. Il suffit de comparer les dates légales admises pour une interruption de grossesse.

La fin de la vie semblait plus simple à définir : tant que le cœur bat, la vie est présente. Il s'arrête, la vie s'éteint. Jusqu'à une époque récente, la mort était constatée par l'arrêt du cœur et l'absence de sang éjecté dans les artères. Les greffeurs ont pris l'initiative de poursuivre une réflexion sur la mort jugeant que le cœur, pas plus que le poumon et le foie qui sont aussi des organes vitaux, n'est à lui seul l'élément qui définit la vie de l'homme. Le cœur n'est qu'une simple pompe que certains d'ailleurs essaient de remplacer par des machines. En 1800, Xavier Bichat disait déjà : « [...] l'individu que frappent l'apoplexie, la commotion, vit encore quelquefois plusieurs jours au-dedans, tandis qu'il cesse tout à coup d'exister au-dehors. [...] La vie animale a disparu alors que la vie organique subsiste pour ne s'éteindre que par gradation. » Existe-t-il plusieurs définitions de la vie ?

Chez certains malades, le cœur et les poumons peuvent être maintenus en fonction par des dispositifs artificiels bien que d'autres organes essentiels à la vie, comme le système nerveux (le cerveau), soient morts. Quel est l'état de l'homme mort cérébralement de façon irréversible, maintenu en survie par des machines ? Un homme sans cerveau peut être retenu dans le monde des vivants avec un cœur qui bat encore et un poumon artificiel qui insuffle de l'air. Est-il vivant ou mort ? Est-ce le cœur ou le cerveau qui résume au mieux la vie d'un homme ? La tradition ancestrale répond que la vie est rythmée par le battement du cœur, vie palpable en prenant le pouls. Le cœur devient même le lieu des sentiments et de l'amour.

La tradition voudrait que la définition de la mort soit immuable, mais l'esprit pragmatique, attentif aux changements d'attitude nécessaires pour réaliser les greffes, oblige à réviser la définition de la mort.

La question des limites de l'existence de l'homme est essentielle. Un homme sans cerveau est-il mort ? Un homme sans cerveau, dont le cœur bat encore grâce à des machines, est-il encore vivant ? Sa mort n'est-elle définie que par l'arrêt du cœur ? Beaucoup de médecins, philosophes, religieux réfutent ce droit de décider de la fin de la vie et donc d'arrêter les machines, mais inversement ils admettent difficilement une autre définition de la mort que l'arrêt du cœur. L'homme dépendant de machines est-il mort lors de la destruction de son cerveau, ou bien meurt-il lors de l'arrêt de la machine ?

Il fut un temps où l'on prélevait l'organe des donneurs morts cérébralement dans la salle d'opération prévue pour la greffe. Donneur et receveur cohabitaient, et l'arrêt de la réanimation était décidé après l'ablation du greffon. La situation était très ambiguë. Certes la vie était transmise ; un malade était sauvé, mais le mort prélevé était-il mort ? La réponse était juridiquement négative, philosophiquement discutable et scientifiquement positive. Les débats sur la mort cérébrale et les prélèvements « cœur battant » étaient obscurcis par la crainte de voir les soins prématurément arrêtés sous prétexte que le malade serait un donneur potentiel pour une greffe. Un médecin ne sacrifierait jamais une vie pour en sauver une autre. Il n'y a pas et ne doit pas y avoir de relation entre les soins donnés à un malade mourant et le prélèvement d'organes. Les conclusions sont unanimes, et actuellement le constat de mort doit être certifié par des médecins ne faisant pas partie d'une équipe de transplantation.

En France, l'ambiguïté de la définition de la mort, entre droit et médecine, a été levée par la circulaire ministérielle du 24 avril 1968, qui définit la mort, après analyse de ses circonstances, par le constat du caractère entièrement artificiel du maintien de la respiration et par la vérification de l'absence de toute activité cérébrale. Le coma dépassé est déjà la mort. Le prélèvement d'organe est admis même si le cœur continue à battre.

En Grande-Bretagne la réticence a été grande, forte fut l'opposition, et le rapport sur l'activité de greffe du Royaume-Uni, en 1967, soulignait qu'aucun chirurgien de ce pays n'accepterait de prélever sur un donneur dont le cœur bat encore. En 1968, la première greffe de foie à partir d'un donneur en état de mort cérébrale, et qui aurait donc été considéré comme mort en France, a été réalisée en prélevant le foie après l'arrêt des machines. L'arrêt du cœur étant survenu aussitôt, le prélèvement du foie a été effectué dans les secondes qui ont suivi.

A la même époque en France, le prélèvement aurait été fait sur un mort cœur battant, en arrêtant les machines après le prélèvement. Ce n'est qu'en 1976 que le code du Royaume-Uni a reconnu la mort cérébrale.

Aux États-Unis, le débat a aussi été mouvementé. Un comité de l'université de Harvard, près de Boston, a défini le coma irréversible (mort cérébrale) en 1968. La loi s'opposait à cette définition. En 1967, la Cour suprême de justice s'irritait de voir que les scientifiques devançaient la loi : « Ce n'est pas à la loi de s'accorder avec la science. » Il a fallu attendre 1971 pour voir définis les critères de la mort.

En Europe, tous les pays n'ont pas suivi les mêmes règles ; le dernier pays ayant résisté à la notion de mort cérébrale est le Danemark qui ne l'accepte que depuis 1990. Auparavant toute greffe de cœur ou de foie était impossible ou faite… dans les pays voisins.

Ce nouveau concept de mort cérébrale n'est pas universellement admis. Au Japon comme en Chine, la mort est toujours marquée par l'arrêt du cœur et rien ne laisse penser que cela changera. La notion de mort cérébrale est actuellement débattue au Japon par une minorité de médecins (transplanteurs), et aucune greffe de cœur ou de foie n'est effectuée dans ce pays. Récemment, un Belge a trouvé la mort (cérébrale) après un accident, au Japon. Un chirurgien, considérant que dans sa culture d'origine le Belge acceptait le principe de mort cérébrale et aurait pu être prélevé dans son pays, effectua une greffe alors que le cœur du donneur belge battait encore. Ce fut un scandale national, le chirurgien de renom a été banni par ses pairs. Une nouvelle tentative a été réalisée en octobre 1993. Les responsables de l'hôpital ont dû expliquer que la mort cardiaque* du donneur avait eu lieu quelques secondes avant la greffe.

La définition de la mort évolue, chaque culture répondant à sa façon, confrontée d'une part à l'incitation des médecins greffeurs, d'autre part aux critères rationnels. Il n'existe pas une définition universelle de la mort : chaque culture est confrontée d'une part à la nécessité de modifier sa conception de la mort, d'autre part à ses principes ancestraux. Dans le débat actuel, nous sommes loin de l'âme qui, selon Descartes, « anime la machine humaine », et dont le départ marque la mort.

Le don d'organes dans la loi ou hors la loi

Le don de soi est gratuit, anonyme et volontaire. Ce principe admis par tous ne devrait pas souffrir de transgression. Cependant, chaque situation particulière fait appel au pragmatisme pour moduler les règles.

Le Mouvement universel de la responsabilité scientifique* (MURS) a proposé un ajout aux Droits de l'homme, qui déclare que « le corps humain dans tous ses éléments, cellules, tissus et organes, n'a pas de prix et ne peut donc être source de profit ». Profit ni pour celui qui procure l'élément ni pour celui qui le transfère. Cependant, on vend le sperme en Allemagne et le sang aux États-Unis, dans quelques pays d'Europe et au Moyen-Orient.

« La gratuité du don », expression redondante mais non évidente, a été mise en place en France dans la loi de 1952 sur la transfusion sanguine. Le sang est cédé sans profit. Si le sang sert d'exemple, il est surtout à la base d'une culture du don très ancrée dans notre pays, à tel point qu'on juge très sévèrement les pays qui achètent les éléments humains ; or ces derniers sont déjà dans le libre marché européen, et l'on déroge aux règles de libre commerce au sein de l'Europe lorsqu'il s'agit de prohiber des produits sanguins obtenus à partir de volontaires rémunérés. Cette contradiction entre les textes d'Édith Cresson (libre-échange pour tout) et de Bernard Kouchner (sauf pour les produits humains rémunérés) démontre la forte culture du don gratuit auquel nous sommes attachés.

La qualité morale de la gratuité ne doit pas effacer le jugement moral de l'acte lui-même. Un acte gratuit n'est pas toujours moral. La question se posera notamment lorsqu'on voudra greffer des cerveaux ou des organes sexuels transmettant la vie. Le problème n'est pas de vendre ou de donner. Donner n'est pas synonyme de moralité, même si le don apporte une valeur ajoutée au geste. Qui plus est, l'intention (vouloir donner) est distincte de la réalité (l'acte de donner). S'il est moral de donner, ne pas donner n'est pas pour autant immoral. L'altruisme n'est pas opposé à l'égoïsme, et chacun doit pouvoir juger ce qu'il peut ou veut donner, particulièrement pour des éléments tels que le sperme. Donner de soi, dans un élan altruiste, correspond à la fois à la cession d'un élément de soi au prix de vente nul et à l'apport d'un élément de vie pour autrui à un prix infini. Ceux qui justifient une rémunération pour le sang ou le sperme considèrent aussi que l'élément de vie pour autrui n'a pas de prix car celui-ci est infini, et que l'infini reste l'infini même si on y ajoute un peu d'argent.

L'Organisation mondiale de la santé* (OMS) rappelle que « les parties du corps humain ne peuvent faire l'objet de transactions commerciales ». Les organes sont du domaine de l'être humain et non des choses. Mais si gratuité et morale ne sont pas assimilables, la vente de tissus ou d'organes vivants est totalement condamnable. Des personnes vendent leur corps pour un peu d'argent afin de subvenir aux besoins de leur famille. Des petites annonces paraissent quotidiennement dans les journaux d'Amérique du Sud où des indigents proposent de vendre un de leur rein. En Inde, les greffes de rein sont réalisées à partir de donneurs vivants rémunérés, à la suite souvent d'une information sommaire. Des donneurs turcs étaient « invités » à venir en Angleterre pour y faire prélever leur rein. La moitié de la somme convenue était payée à l'avance, et le complément après la greffe. En France, dans une annonce parue dans un journal de grande presse en janvier 1994, un chômeur « donne » son rein contre un travail. Une situation horrible a été rapportée en Colombie, à Barranquilla, port sur la mer des Antilles, où vingt-trois personnes assassinées avaient fait l'objet de prélèvements d'organes. Le trafic d'organes est prohibé. Cette pratique est heureusement rendue difficile par la limite du temps permis pour le transport de l'organe (de deux heures pour un cœur à vingt-quatre heures pour un rein) mais les donneurs rémunérés (épouvantable expression) peuvent voyager.

Le deuxième élément de la discussion est l'anonymat du don. Le sang est transmis à une institution, la banque du sang, qui conditionne et cède le don à celui qui en a besoin. Elle fait le choix le plus approprié du receveur compatible. Il n'y a pas de perte et les besoins sont couverts au mieux. L'utilisation des organes prélevés à partir de cadavres suit les mêmes règles. Une organisation centrale s'occupe de tout. L'organe devient un bien public, il appartient à la société. Le démantèlement du corps humain et la redistribution de ses parties ont fait parler d'État cannibale. Le don anonyme a l'avantage de donner les meilleures chances de succès par un choix scientifiquement défini et donc de respecter le don lui-même en lui donnant sa pleine valeur. En outre, il supprime aussi les tensions psychologiques entre la famille du donneur et celle du receveur. L'anonymat n'est pas toujours observé. Un donneur peut offrir un rein pour un membre de sa famille : un frère, une sœur, un enfant. Cet acte est fréquent dans les pays nordiques (49 % des greffes de rein en Norvège), rare dans le sud de l'Europe (2,7 % en France). La greffe de moelle ne se fait qu'à partir de donneur vivant. Si la moelle vient de la fratrie (ce qui est le cas dans plus de 95 % des cas) le donneur connaît bien le receveur et *vice versa*. Les psychologues suivent de près ces situations afin que soient prévenues les déviances.

Don gratuit anonyme, voilà les bases des échanges d'homme à homme qui donnent ou redonnent la vie. Le don a une valeur spirituelle infinie puisque la vie n'a pas de prix. Le don est beau, absolument beau. Cependant, il peut engendrer la mort. La transmission du sida par les transfusions sanguines est exemplaire du choc culturel et psychologique que l'on vit lorsqu'on s'aperçoit que le don de soi peut véhiculer la mort. Ce qui est infiniment beau devient alors exécrable. Le sida n'est pas un exemple unique. Vient aussi le cortège des hépatites B, puis C. Tout cela retire à l'élément donné de soi la valeur mythique de la vie transmise sans défaut. Seule la prévention peut faire disparaître ces transmissions virales néfastes, mais le risque existera toujours. Les virus ne sont d'ailleurs pas les seuls éléments à incriminer dans le mal apporté à autrui avec le don de soi.

L'échange de tissu vivant suit des lois de compatibilité qui ne sont pas toujours parfaitement détectées. La greffe de moelle, qui apporte la vie en cas de réussite, contient un risque, celui du rejet du receveur par le greffon qui a gardé son immunocompétence. Le greffon détruit le receveur. Le donneur a tout fait pour sauver son frère ou sa sœur. La moelle qu'il donne détruit le malade qui devient encore plus atteint et peut mourir. Quel conflit interne, physique et psychologique, dans un moment où l'espoir et le désespoir se côtoient ! L'absence d'anonymat est difficilement supportable dans ces instants critiques.

Le don est un acte volontaire, clairement consenti. La frontière entre le volontariat réel, le volontariat réfléchi à un moment sensible, et même le volontariat forcé parce que la famille argumente pour convaincre le donneur potentiel est parfois peu aisée à établir. En principe, le don de soi est fait en toute liberté, bien que cette notion soit difficile à cerner dans pareille situation. Pour ces raisons le mineur et l'« incapable », sous protection légale et sous la responsabilité d'un tiers, ne peuvent être donneurs vivants. Cependant, devant la nécessité de « sauver autrui », cette règle est levée pour la greffe de moelle. Les parents prennent la décision pour le mineur, qui peut toutefois faire obstacle au prélèvement, mais qui souvent n'a pas la capacité de jugement critique face à une situation familiale bloquée où il est le seul qui puisse faire sortir de l'impasse.

Être volontaire, donner librement, après une information complète, telles sont les conditions indispensables pour proposer une partie de son corps afin de sauver autrui, au prix d'une mutilation. Cette conception est officialisée en France par le décret du 31 mars 1978, qui autorise le prélèvement sur donneur vivant ayant donné son consentement éclairé devant le président du tribunal de grande instance. Le Comité consultatif national d'éthique insiste sur quatre règles : la finalité thérapeutique, le consentement éclairé, la gratuité totale (ou la non-commercialisation) et le contrôle médical. Mais quel contrôle médical peut prédire des accidents inattendus provoquant la mort du donneur vivant au moment du don ? Aucun. La chance de vie redonnée peut-elle faire accepter un risque, si minime soit-il ?

Dans certains pays, une interdiction juridique se substitue à ces conditions éthiques et le prélèvement d'organes sur donneur vivant est prohibé. Dans d'autres, en revanche, en Égypte par exemple, il n'y a pratiquement pas de prélèvement sur cadavre mais seulement des greffes de rein à partir de donneur vivant dans la famille. Les règles varient suivant la culture et la société.

L'homme mort donne-t-il librement, volontairement ? Quel est le désir du mort ? Comment peut-il donner ? S'il a laissé un testament, s'il a spécifié avant sa mort sa volonté de donner tout ou partie de son corps pour autrui, il est logique de respecter ce choix, même si au moment du don il ne peut le confirmer. Si rien n'est dit ou connu, deux attitudes sont possibles. La plus communément adoptée est celle qui consiste à suivre le vœu exprimé par la famille. L'autre, plus subtile, est celle du don présumé.

A qui appartient le corps ?

Le droit distingue deux notions, la protection du corps et la disponibilité du corps en affirmant l'inviolabilité et l'indisponibilité du corps humain. Protéger le corps, c'est protéger la personne contre les coups et blessures; c'est aussi en respecter l'intégrité (ne me touche pas sans mon accord). De là le droit souligne l'impossibilité de prélever du sang pour doser l'alcool d'un chauffeur ivre sans son consentement. Le chauffeur est libre de refuser que l'on touche à son corps, mais il s'expose alors à une appréciation du juge, souvent défavorable. L'essai thérapeutique exige aussi un consentement. Le refus ne peut conduire à aucune appréciation ou sanction. Le consentement a des limites, selon l'état de conscience ou de connaissance du malade. Ainsi la loi stipule-t-elle qu'aucun prélèvement d'organe en vue d'un don ne peut avoir lieu sur une personne vivante mineure (sauf le prélèvement de moelle) ou sur une personne vivante majeure faisant l'objet d'une mesure de protection légale. La protection du corps et le maintien de son intégrité sont des notions fondamentales que seul le consentement peut transgresser. Une personne vivante a-t-elle le droit de donner si elle s'expose à un risque mortel (ou à un risque de handicap) ? Là encore quel est le niveau de risque tolérable? Le consentement est nécessaire pour protéger le corps, mais non suffisant pour le rendre disponible.

Un mort n'a plus la capacité de faire connaître son consentement. C'est pourquoi, le 22 décembre 1976, la loi Caillavet a été promulguée. Elle précise que, si aucune opposition au don du corps formulée durant la vie n'est connue, le don est présumé et le prélèvement pour greffe est autorisé. La définition du don est élargie. Il ne s'agit plus d'un choix actif, proposé librement, mais d'une présomption, puisqu'il n'existe pas de volonté contraire. La personne morte ne pouvant se récuser, peut-on encore parler de don ?

Depuis cette loi, le concept du consentement présumé* est un pas de plus dans la subtilité de la notion de la protection du corps, car il n'y a pas de trace du consentement. Pour un mineur décédé, l'autorisation parentale écrite est exigée.

La notion de disponibilité du corps pose la question de savoir à qui il appartient et qui exerce sur lui un droit de disposition. Un homme est-il propriétaire de son corps ? Ce serait reconnaître le droit au suicide et assimiler le corps à un élément quelconque de son patrimoine. On ne peut être libre de disposer de son corps, celui-ci étant la première condition pour être libre, disent les philosophes. Les juristes défendent aussi l'idée d'indisponibilité du corps en invoquant l'ordre public. Cette question est largement ouverte et dépend des conceptions de chacun. L'homme n'est que l'usufruitier de son corps, celui-ci appartenant à Dieu selon saint Thomas d'Aquin. Pour les Anglo-Saxons, l'individu a le droit de faire ce qu'il veut de son corps s'il respecte l'autonomie et le consentement d'autrui. L'État n'intervient que peu dans ce régime du contrat personnel. La pensée de Jean-Jacques Rousseau, affirmant que « la liberté est absorbée par la volonté générale, elle n'est pas disponible pour la personne elle-même», est enracinée dans la culture de notre société. Les valeurs démocratiques et le contrat social obligent à se rallier à la volonté générale et rendent donc indisponibles la personne et son corps.

Le droit, sur ce sujet, paraît pourtant ambigu. D'un côté il défend les règles immuables, de l'autre il se plie aux exigences des greffes d'organes. Le droit civil insiste sur l'indisponibilité du corps protégeant ainsi l'homme de ses propres faiblesses et de l'emprise de ses semblables. Le droit administratif justifie la disponibilité du corps des citoyens à des fins d'intérêt général. La promotion et la sollicitation des dons d'organes ressemblent à la mise en place d'un régime contractuel. Après la mort, le consentement présumé redonne à la société l'appartenance des corps tout en laissant la liberté à chacun d'exprimer son refus durant son vivant. Dans certains pays, aucun consentement n'est demandé après la mort, le corps devenant un bien collectif.

La loi naturelle de l'indisponibilité du corps est encore plus marquée dans le sentiment religieux. Le corps appartient à Dieu, l'homme habite le corps. Le pape Pie XI, en 1930, dans son encyclique *Casti Connubii*, a clairement énoncé le fait que personne n'est maître de son corps. On ne peut détruire ou mutiler son corps en dehors d'un bénéfice direct pour soi-même – ce qui interdit les greffes entre personnes vivantes, notamment de parent à enfant. Le père Tesson, dans les années 50, contourna cette interdiction basée sur la loi naturelle et la conception religieuse de l'homme en défendant la thèse suivante : on doit sauver autrui même au prix d'un certain sacrifice. L'encyclique du pape Jean-Paul II, *Veritatis splendor*, rappelle la « référence à la personne humaine dans sa totalité unifiée » ; c'est ainsi « que l'on peut déchiffrer le sens spécifiquement humain du corps. [...] L'Église sert l'homme en refusant les manipulations affectant la corporéité, qui en altèrent la signification humaine ». Un retour vers la loi naturelle universelle semble être pris par l'Église catholique. Les instances religieuses sont souvent beaucoup plus silencieuses sur l'appartenance du corps mort et sur son intégrité, la vie et la transmission de vie étant leurs principes dominants.

Le corps démantelé et reconstitué n'est pas la seule situation où la réflexion juridique sur le corps et son appartenance s'impose. Le choix de la mort et de son moment, le désir de changer juridiquement de sexe, le don de gamètes en dehors du couple sont autant de problèmes liés à l'intégrité du corps. La réflexion sur la greffe d'organe s'intègre donc dans un contexte plus large sur les interdits de la disponibilité du corps.

Mais la réponse doit envisager toutes les conséquences à la fois pour la personne, pour autrui et pour le choix de société. Même si elle n'est pas univoque, elle est essentielle pour l'homme. Ainsi, la protection du corps par le consentement personnel paraît relativement bien encadrée. Consentir sans en avoir la disponibilité, est-ce donner ? Cette interprétation explique peut-être la formule « don de soi » pour éviter de dire « se donner ». La disposition du corps suit les variantes de choix de société allant de l'indisponibilité à la disponibilité totale après la mort, choix fondés sur des bases culturelles différentes. Pour illustrer les différences culturelles face au don après la mort, l'exemple du contraste entre l'Autriche et la Chine est remarquable.

En Autriche, depuis un décret pris par Marie-Thérèse au XVIIIe siècle, autorisant les autopsies et prélèvements sans demande de formalités, sans avis de la famille, les prélèvements d'organes se font sans difficulté. Le corps appartient à la société, au bien public, et non à l'individu. Seul un texte écrit par la personne refusant l'autopsie ou les prélèvements est respecté. Mais le chirurgien n'est pas tenu de rechercher le texte signé de la personne décédée. Cette autorisation légale s'applique à tout étranger mort en Autriche.

En Chine, le sang, comme l'organe, n'est pas donné. Vendre un peu de sang est considéré comme vendre sa vie. Cent millilitres de sang sont monnayés l'équivalent d'un mois de salaire. Le volume d'un don usuel en Europe correspondrait à trois mois de salaire en Chine. Malgré cette incitation, personne ne « donne ». Le sang qui s'écoule est considéré comme une amputation de la vie. Le don de sang entraîne donc une perte de la vie. Les hôpitaux ayant besoin de sang font appel aux usines dont ils ont la charge, et l'incitation forcée au don du sang est souvent considérée comme une brimade ou une sanction. Le don d'organe subit les mêmes traditions culturelles. Le mort est respecté, aucun organe ne lui est prélevé. Seules les condamnations à mort sont sources d'organes. La condamnation avec prise d'organe pour greffe est encore plus dissuasive !

Éthique et pratiques

Bien des avancées ont été obtenues dans une situation que des comités éthiques réprouveraient. La première greffe de rein qui rendit la vie à une jeune femme en 1947 a été faite contre l'avis de l'administration hospitalière, dans la chambre mal éclairée de la patiente. Le cœur de singe greffé par Hardy *in extremis* après le vote de l'équipe médicale autour de la table d'opération, le poumon greffé à un condamné à mort en échange de sa peine sont autant d'exemples discutables. L'action remarquable menée par Jean Dausset sur des volontaires sains, des parents et des enfants, en pratiquant des greffes de peau dans son bureau, ou encore la prise de ciclosporine diluée dans de l'alcool et du détergent par Jean-François Borel sont des étapes importantes pour le développement de la greffe d'organes, mais qui auraient pu être contrecarrées par des avis de comités éthiques.

Les questions ne manquent pas. Quel est le statut des organes ? Le commerce de tissus ou d'organes est-il admissible ? La source d'organes que constituent les mineurs doit-elle être limitée voire interdite ? Le fœtus est-il une source possible ? Le consentement doit-il être actif ou présumé ? L'éthique défend les principes fondamentaux sans lesquels l'homme n'est plus un homme. Ces droits sont des préalables à toute construction de société humaine. L'homme est né libre, d'après la *Déclaration des droits de l'homme*. Mais avant la naissance, est-il aliéné, et surtout qui est-il ? Les questions deviennent insistantes en ce moment où la science change l'homme, le démantèle, le modèle, le construit et le reconstruit.

L'éthique fait appel à deux courants, deux types de réflexion, l'un se référant aux règles, l'autre aux pratiques. Le premier part de principes qui aboutissent à des lois ou un code, comme le code de déontologie des médecins. Ces principes se fondent sur une volonté consensuelle de la société, et sur une certaine idée de l'activité de la corporation. Le serment d'Hippocrate est toujours valable après plusieurs siècles, véritable résonance de l'idée que le médecin se fait de sa profession. Ces règles, codes ou lois sont statiques et empêchent souvent toute modification : un principe est rarement remis en cause.

Le deuxième courant compare les conséquences liées à des choix particuliers. Il est utilitaire ou pragmatique. Il oblige à l'examen détaillé de toutes les issues possibles et propose la solution la mieux adaptée au moment, à la culture et à la connaissance scientifique. La solution proposée est souvent éphémère, une découverte nouvelle effaçant la question qui se posait quelque temps auparavant. Cette approche est dynamique et flexible, mais elle a l'inconvénient de faire appel à un groupe d'individus permanent et représentatif qui émet un avis sur toutes sortes de sujets. Ainsi sont nés les comités d'éthique, en particulier le Comité national d'éthique.

Dans la pratique, les médecins se reconnaissent plus dans le premier courant, tandis que les chercheurs biomédicaux ont une préférence pour le deuxième, plus souple et adaptable selon les circonstances et surtout selon les connaissances du moment. Lorsqu'un pouvoir sur la vie est acquis, ces deux tendances s'affrontent. Ainsi, la pratique de l'avortement doit-elle être réglée par une loi ? La recherche sur l'embryon doit-elle être sous le seul contrôle des comités d'éthique ?

Là s'instaurent un dialogue, des discussions et des prises de position. La loi ne doit pas se trouver en contradiction avec des attitudes pratiques, ce qui lui ôterait toute force. Le code de Nuremberg, les principes d'Helsinki, la législation européenne dans le domaine bioéthique (principalement centrée sur le génome) en sont autant d'exemples. La loi française doit être conforme aux idées européennes. Cependant, en Europe, tous les pays ne réagissent pas de façon uniforme et il est difficile de prévoir le consensus futur. Une première prise de position concernant les greffes a été adoptée le 14 septembre 1993, qui interdit le commerce d'organes sur tout le territoire communautaire.

Les comités éthiques répondent aux situations particulières. Ils émettent des avis qui parfois divergent au sein d'un même pays. De nombreux pays ont créé un comité national, véritable cellule de réflexion de la société. En Europe, la France a initié cette instance nationale en 1983 sous la direction de Jean Bernard, suivie plus tardivement par le Danemark (1988), l'Italie et le Portugal (1990), l'Espagne (1991), et plus récemment la Belgique.

Dans l'esprit du respect des principes fondamentaux, la loi du 20 décembre 1988 a demandé la création de comités de protection des personnes pour la recherche biologique. La protection des personnes étudie les risques encourus, et s'applique, lors d'un essai thérapeutique, à apporter la sécurité aux volontaires sains ou malades. Le comité éthique considère en plus la valeur de l'expérience scientifique. Est-elle justifiée ou non, et aura-t-elle des conséquences utiles ?

Au nom de l'éthique, on s'indigne, on proteste, on conseille, on refuse. Les comités ne sont que des conseils. Aucune autorité ne leur donne force. Personne ne peut défendre l'éthique lorsqu'elle est bafouée. Le pouvoir politique, la cité (par ses représentants démocratiquement élus) ont-ils un rôle à jouer ? Le pouvoir est éclairé par les scientifiques qui, étant juges et parties, perdent de leur objectivité. L'audit externe est impossible à pratiquer et serait pourtant utile. Dissocier le pouvoir du savoir est un principe difficile à appliquer, tant l'emprise idéologique dominante de la science sur le pouvoir est forte. Quand le Mouvement universel de la responsabilité scientifique parle de responsabilité, il s'agit autant de celle du scientifique face à la véracité de sa découverte, de sa responsabilité face aux conséquences techniques et pratiques de la découverte, que de celle de l'utilisation de la découverte à des fins politiques par le gouvernement et les citoyens. Chacun est responsable.

Du droit à l'acte ou de l'acte au droit

Le droit se base sur des principes fondamentaux simples qui peuvent se résumer en quelques phrases :

l'être humain est distinct de la chose et ne peut être l'objet de commerce. La personne est protégée et son corps ne peut être touché sans son consentement. Le corps est indisponible selon le droit, invoquant en cela l'ordre public. La dignité de l'homme doit être respectée.

Le droit des individus oblige à un devoir de l'État. Le pouvoir politique doit être fort et l'application des règles sans défaillance et sans exception si la société veut survivre sans être soumise à l'anarchie.

Le médecin soigne et n'a qu'un but : aider et sauver autrui. Pour lui, ce qui est bon pour autrui est juste. A la loi de suivre. Il a ainsi transgressé l'inviolabilité du corps en greffant des organes étrangers à des personnes menacées de mort, souvent sans conscience réelle des conséquences légales de ses actes. Il a prélevé à des sujets vivants des organes pour les transplanter à un malade. Le corps est devenu disponible. Il est considéré comme un bien public. Si la mort est définie par l'arrêt du cœur, tout acte qui arrête le cœur d'autrui est un crime. Le médecin prélève des organes sur des personnes qui ont un cœur battant parce qu'il les juge, lui, médecin, déjà mortes selon ses propres critères. Beaucoup d'actes condamnables par la juridiction en vigueur se perpétuent sans sanction et souvent même avec éclat médiatique et applaudissements du public. Personne ne contredit ce médecin talentueux car il fait le bien à autrui, il sauve, il ressuscite le mort. La loi n'est pas appliquée et cela se comprend. Mais du point de vue purement juridique, cette situation devrait être inacceptable. Le médecin porte lui-même un jugement sur ses actes ; il considère que ce qu'il fait est juste, à l'État de dire que cela est légal et à la société de réviser ses principes fondamentaux.

Le droit suit l'acte, le besoin crée la loi. En 1952 est énoncé le principe de gratuité et le volontariat qui officialise l'organisation déjà existante de la transfusion sanguine. En 1968, une circulaire ministérielle définit la mort cérébrale quatre ans après que les prélèvements d'organes sur des sujets avec un cœur battant sont devenus usuels. En 1976, la loi reprend la définition de la mort cérébrale et précise les conditions de prélèvement. Le consentement est présumé si le mort n'a pas affirmé de son vivant qu'il refuse de donner. La loi de 1988 fixe les règles de protection des individus concernant les essais thérapeutiques pratiqués depuis longtemps. La loi bioéthique a fait l'objet de longues discussions au Parlement, comportant un chapitre sur les greffes d'organes, et précisant notamment les règles de prélèvement. Le consentement actif ou présumé restera d'ailleurs un point de litige. Comment apprécier le consentement actif ? Faut-il créer un registre national où chacun signifiera son consentement, ce qui est peu incitatif, ou faut-il s'efforcer de recueillir le témoignage des proches, auquel cas les termes « s'efforcer » et « proches » sont flous et sources d'ambiguïté ?

Le médecin a agi en voulant sauver autrui avec les meilleures chances de réussite. La cohérence interne du droit risque d'être mise à défaut dans un tel mouvement s'il n'est pas contrôlé, car le droit a suivi l'acte, les lois parlementaires et les circulaires ministérielles ont officialisé les faits. Il peut être dangereux de légiférer sous l'impulsion, de définir les interdits et donc les actes permis suivant le vécu de certains.

Des exceptions et contradictions apparaissent, source de laxisme ou de despotisme, dès que l'on considère que les règles fondamentales sont modifiables et les textes contournables. Ainsi, il est interdit de prélever un organe sur un mineur vivant, sauf la moelle osseuse. En effet, dans certaines circonstances, un enfant peut être le seul donneur possible. Dans cet exemple, la loi se plie à la nécessité en faisant une exception. Le droit civil institue l'indisponibilité du statut de la personne, et le droit collectif justifie l'emprise des organismes publics sur les corps des concitoyens pour des actions d'intérêt général. Devant le fait accompli, qui ne peut être récusé car il sauve, les règles suivent, avec leurs exceptions. La loi est-elle protection ou est-elle devenue justification ? Cette déviance, quoique dangereuse, n'est-elle pas inévitable ?

Le droit laisse une trace indélébile. L'esprit des lois demeure. Même si la greffe d'organe disparaît un jour parce que d'autres traitements seront disponibles, la loi restera, avec ses incohérences et ses exceptions. Chacun des énoncés servira de référence. Il est difficile de revenir en arrière.

Une réflexion antérieure aurait-elle pu être menée pour réactualiser les grands principes et entrevoir leurs conséquences dans la cohérence ? Le besoin n'étant pas connu, la situation biologique non encore définie, comment aborder cette réflexion ? Le débat sur l'acte qui précède le droit ou le droit qui coordonne les actes est loin d'être clos.

Les grands principes fondamentaux reflètent la volonté des citoyens et donc de la société. On peut regretter que le projet de la nouvelle loi bioéthique, qui traite de l'identité de l'homme avant et après la naissance, vivant ou mort, et des actes permis sur l'homme, n'ait pas été plus discuté par tous dans les écoles, les universités, les médias, les groupes de réflexion religieux ou non, dans toutes ces cellules qui représentent les multiples facettes de notre société. La réflexion sur l'homme, sur soi, aurait pu apporter un élan nouveau, une évasion optimiste, en nous éloignant des problèmes économiques qui nous envahissent et nous noient. Qui a lu avec un esprit critique le projet de loi bioéthique ? Quel professeur en a parlé à ses élèves ? Qui en a discuté avec d'autres ? C'est pourtant de l'homme qu'il s'agit, et de son identité.

A N N E X E S

Glossaire

ABO (groupes) : on différencie les groupes ABO grâce aux sucres qui se situent sur la membrane des globules rouges et qui sont reconnus par les anticorps. Les groupes A, B, O sont des barrières immunitaires qu'il ne faut transgresser ni en cas de transfusion ni lors de transplantation.
Abouchement par triangulation : raccordement de deux vaisseaux sanguins. Une fente est effectuée sur l'un d'eux et trois fils sont implantés autour de la fente. En tirant sur chacun des fils, un triangle est formé, ce qui permet de coudre plus facilement l'extrémité du vaisseau qui doit être accolée.
Allogreffe : greffe faite entre deux sujets de la même espèce (synonymes : homogreffe, greffe allogénique).
Anastomose vasculaire : abouchement entre deux vaisseaux.
Anticorps : molécule sécrétée par le lymphocyte B lorsqu'il reconnaît un motif particulier (antigène).
Antigène : motif de molécule reconnu par un anticorps ou par un lymphocyte T (grâce à son récepteur antigène).
Autogreffe : greffe effectuée sur la personne qui a donné le greffon (synonyme : greffe autologue).

Biopsie : prélèvement d'un tissu ou d'un organe pour en effectuer un examen au microscope.

Cathéter : tube très fin que l'on enfile dans un vaisseau afin de pouvoir prélever du sang ou administrer des médicaments.
CD : CD signifie cluster de différenciation ou groupe de différenciation. Ces motifs permettent d'individualiser les molécules qui portent le même nom (CD4 et CD8 par exemple).

CD4 et CD8 : motifs antigéniques portés par des molécules à la surface des lymphocytes T (lymphocytes T4 pour le CD4, lymphocytes T8 pour le CD8). La molécule CD4 adhère aux molécules HLA de classe II et la molécule CD8 aux molécules HLA de classe I.

Cellules immunocompétentes : cellules qui agissent lors de la réaction immunitaire.

Chirurgie vasculaire : chirurgie du vaisseau.

Chromosome 6 : chez tout individu chaque chromosome est numéroté suivant sa taille et identifié par une coloration spéciale. Sur le chromosome 6 se situent les gènes codant pour le système HLA.

Ciclosporine : médicament ayant une très forte activité contre la défense immunitaire. Ce médicament est naturel (dérivé d'un champignon). Il supprime le système amplificateur de la réponse immunitaire.

Classe I (groupe tissulaire de) : les molécules de classe I (HLA-A, B, C chez l'homme et H-2 K DL chez la souris) se manifestent à la surface de toutes les cellules de l'organisme chez l'homme comme une marque du soi. Elles servent de cible pour les lymphocytes T tueurs.

Classe II (groupe tissulaire de) : ces molécules sont à la surface des macrophages (les lymphocytes B) et de quelques cellules spécialisées dans l'information pour initier la réaction immunitaire. Elles correspondent à HLA- DR, DP, DQ chez l'homme et H-2 IA et IE chez la souris.

Compatibilité HLA : présence des mêmes antigènes HLA entre deux personnes.

Complexe majeur d'histocompatibilité : groupes de gènes qui codent pour la réaction de rejet de greffes : chez l'homme, ce complexe génique s'appelle « HLA », et chez la souris « H-2 ». Les molécules codées présentent les antigènes afin que le lymphocyte T puisse les capter au cours de la réaction immunitaire.

Consentement éclairé : explication détaillée faite auprès d'un patient en vue de l'application d'un essai thérapeutique. Ayant reçu l'information, le malade peut ou non accepter cet essai. Généralement, le consentement est fait par écrit avec signature.

Consentement présumé : élargissement de la notion de don après la mort. Si une personne n'a pas émis le refus de donner une partie de son corps, cela signifie qu'elle accepte ce don.
Cortisone : hormone de la surrénale (corticosurrénale) qui a de multiples effets, notamment anti-inflammatoires et qui agit contre la réaction immunitaire.

Facteurs iso-antigéniques : appellation ancienne pour décrire des antigènes variables suivant les individus. Cela a été la première dénomination des molécules HLA par Jean Dausset.

Globules : les globules blancs comprennent les polynucléaires et les mononucléaires. Parmi les mononucléaires, on distingue les monocytes et les lymphocytes. Les globules rouges transportent l'hémoglobine, ce qui permet l'oxygénation des tissus.
Greffons : organes ou tissus greffés.
Groupes leucocytaires : appellation ancienne pour les groupes tissulaires.
Groupes tissulaires (antigène HLA) : marque de reconnaissance à la surface des cellules qui sont l'objet des réactions de rejet lors d'une greffe. On distingue les groupes tissulaires de classe I et de classe II.

Histocompatibilité : compatibilité dans les groupes tissulaires.
Histocompatibilité (gènes d') : gènes qui codent pour les molécules du complexe majeur d'histocompatibilité (HLA chez l'homme, H-2 chez la souris). Ils sont divisés en deux catégories : classe I (HLA A, B, C) ou H-2 (KDL) et classe II (HLA, DR, DP, DQ) ou/et H-2 (IA et IE).
HLA (système) : groupe tissulaire de l'homme.

Identité HLA : identité entre deux personnes dans le typage des molécules d'histocompatibilité HLA.
Immunologie : discipline qui étudie les défenses immunitaires.
Immunosuppresseurs : agents physiques ou chimiques qui dépriment la réaction immunitaire.
Immunosuppression : action visant à décroître la réaction immunitaire.

Incompatibilité tissulaire ou incompatibilité HLA : discordance des groupes tissulaires entre deux personnes.
Interféron gamma : molécules sécrétées par les lymphocytes T qui activent les macrophages.
Interleukine : molécules sécrétées par un globule blanc pour agir sur une autre cellule. Ainsi l'interleukine 1 est sécrétée par le macrophage et active le lymphocyte T et l'interleukine 2 est sécrétée par le lymphocyte T et active aussi bien des lymphocytes T que des lymphocytes B.
Isoleucoanticorps : anticorps reconnaissant les groupes leucocytaires (appellation ancienne pour les anticorps anti-HLA).

Langerhans (îlots de) : groupe de cellules du pancréas qui sécrètent l'insuline.
Lymphocytes : cellules fabriquées par la moelle osseuse, les ganglions ou le thymus qui circulent à la fois dans la lymphe et dans les vaisseaux sanguins. On distingue les lymphocytes B fabriqués par la moelle osseuse, qui sécrètent des anticorps, et les lymphocytes T qui maturent dans le thymus. Les lymphocytes T ont été subdivisés en deux grandes catégories : les lymphocytes T4, qui reçoivent l'information de corps étrangers présentés par le macrophage permettant l'initiation de la réaction immunitaire, et les lymphocytes T8 qui reconnaissent le corps étranger sur toutes les cellules de l'organisme en vue d'éliminer la cellule portant cette anomalie.
Lymphome : cancer des ganglions.

MAC (groupe) : premier groupe HLA reconnu (découverte de Jean Dausset) qui correspond au groupe actuel HLA A2.
Macrophage : grande cellule qui a la capacité de capter un corps étranger, de digérer et de présenter les morceaux sur sa membrane (par l'intermédiaire de présentoirs appelés « HLA classe II ») afin d'en informer le lymphocyte T qui déclenchera la réaction immunitaire. Les macrophages se situent dans les tissus proches de l'extérieur (peau, poumons, foie qui reçoit le sang du tube digestif). Dans le sang, les macrophages sont appelés « monocytes ».

Métastase : dissémination d'un cancer à distance de la tumeur primitive.
Monocytes : forme du macrophage dans la circulation sanguine.
Mort cardiaque : mort déterminée par l'arrêt du cœur.
Mort cérébrale : mort définie par l'arrêt de toute activité cérébrale.
Mouvement universel de la responsabilité scientifique (MURS) : mouvement créé par Robert Mallet en 1974 en vue de faire prendre conscience de la responsabilité scientifique et de ses conséquences dans la vie sociale et politique.

Organisation mondiale de la santé (OMS) : organisation internationale située à Genève qui dirige la politique internationale de la santé.

Polynucléaires : globules blancs formés de plusieurs lobes faisant croire à plusieurs noyaux (d'où son nom). Les polynucléaires captent et digèrent les corps étrangers mais ne peuvent pas transmettre d'information aux lymphocytes T, contrairement aux macrophages.
Prise de greffe : acceptation du greffon par l'hôte.

Rad : unité de mesure d'irradiation. Actuellement, l'unité communément employée est le gray (1 gray = 100 rads).
Rejet : réaction immunitaire qui élimine le greffon.

Sérum antilymphocytaire : sérum contenant des anticorps qui tuent les lymphocytes. Ces sérums sont généralement obtenus à partir de sang de cheval et de lapin réagissant contre des lymphocytes humains injectés préalablement.

Thrombose : obstacle obstruant un vaisseau. Il s'agit généralement d'un caillot de sang.
Thymus : organe situé dans le thorax derrière l'os sternum. Il correspond au ris de veau chez les bovins. Le thymus sert à éduquer le lymphocyte T pour distinguer ce qui est à soi de ce qui n'est pas à soi. Il est donc essentiel pour la bonne marche de la défense immunitaire.

Tolérance spécifique : acceptation d'un tissu ou d'un organe étranger sans pour autant diminuer les défenses contre tous les autres organismes.
Typage : méthode qui permet de déterminer certains groupes. Le typage HLA détecte les groupes tissulaires.

Uretère : canal qui conduit l'urine entre le rein et la vessie.

Xénogreffe : greffe pratiquée entre deux êtres d'espèces différentes. Par exemple, greffe d'un organe d'animal chez l'homme.

Bibliographie

Ouvrages généraux

CARPENTIER, A. (sous la direction de), *Les Transplantations d'organes*, Flammarion, « Médecine-Sciences », 1992.

KÜSS, R., BOURGET, P., *Une Histoire illustrée de la greffe d'organe : la grande aventure du siècle*, Sandoz, 1993.

TERASAKI, P.I., *History of Transplantation - Thing Five Recollection*, UCLA Publication, Los Angeles, 1991.

Greffes et système immunitaire

COLOMBANI, J., *HLA*, John Libbey, 1993.

DEGOS, L., *Le don reçu : greffe d'organe et compatibilité*, Plon, 1990.

DEGOS, L., *ABCD de HLA*, Masson, 1988.

Éthique et greffes

Cahier du MURS, La Transplantation chez l'enfant, n° 16, Paris, 1989.

Cahier du MURS, Responsabilité scientifique et bioéthique, n° 28, Paris, 1992.

DIJON, X., *A-t-on le droit de disposer du corps ?, Éthique* n° 1, pp. 28-33, Éditions Universitaires, 1991.

FOLSCHEID, D., *La Science et la loi, Éthique* n° 1, pp. 58-81, Éditions Universitaires, 1991.

LABRUSSE-RIOU, C., *Droit du corps, lois du corps, Éthique* n° 1, « La tentation biocratique », 1991.

LABRUSSE-RIOU, C., *Droit du corps, lois du corps, Éthique* n° 1, pp. 6-17, Éditions Universitaires, 1991.

Index

(les pages en *italique* renvoient à des illustrations)

ABO (groupes), 22, 26, 30, 32, 33, 115
abouchement, 18, 115
Afrique du Sud, 47
Alexandre (Guy), 38
Allemagne, 41, 95
allogreffe, 19, 115
Amérique latine, *74*, 96
anastomoses vasculaires, 18, 115
Angleterre, 25, 35, 42, 67, 93, 97
animaux (organes d'), 7, 14-21, 70
Annick (Betty), 47
anticorps, 28, 30, 32, 33, 36, 60, 62, 115
antigènes, 33, 115
antigènes HLA, 57, *60-61*
autogreffe, 19, 21, 79, 115
Autriche, 105

Barnard (Christian), 46, 47, 86
Behring (Emil von), 28
Belgique, 108
Bernard (Jean), 108
Bert (Paul), 19
Bichat (Xavier), 91
Billingham (Rupert), 29
biologiste, 8
biopsie, 55, 115
Bismuth (Henri), 51
Blaiberg (Philip), 47
Borel (Jean-François), 43, 44, 106
Boronio (Giuseppe), 19
Boulogne (révérend père), 47
Burnet (Macfarlane), 29

Cabrol (Christian), 47
Calne (Roy), 42, 49, 50, 51
Cambridge, 42, 50
Canada, 25
cancer, 30, 35, 56, 60, 79, 80
Carrel (Alexis), 18, 19, 20, *16*, *17*
Cavaillet (loi), 102
cellules fœtales (greffe de), 51, 68
cellules immunocompétentes, 35, 38, 52, 58, 68, 116
cerveau (greffe de), 88, 96
chimères, 11, *17*, 52
Chine, 14, 39, 94, 105
chirurgiens, 8, 13, 14-19, 75

chirurgie cardiaque, 48
chirurgie vasculaire, 15, 17, 116
chromosome 6, 53, 116
ciclosporine, 42-44, *44*, 48-50, 53, 56, 65, 69, 80, 106, 116
classe II (molécules HLA), 57, 58, 59, *60-61*, 62, 63, 116
classe I (molécules HLA), 57, *60-61*, 62, 63, 116
code civil, 84
code de déontologie, 107
code de Nuremberg, 82, 108
cœur (greffe de), *45*, 45-48, 55
cœur artificiel, 48
cœur-poumon (greffe), 49
cœur-poumon-foie (greffe), 49
Colombie, 97
coma irréversible, 93
Côme (saint), *8*, 12, 13, 20
Comité consultatif national d'éthique, 100, 107
Comité de protection des personnes, 84, 109
comité d'éthique, 106, 107, 109
compatibilité ABO, 40
compatibilité HLA, 40, 42, 53, 80, 116
compatibilité tissulaire, 31, 36, 37
consentement, 82, 101, 110, 111
consentement éclairé, 82, 83, 100, 116
consentement présumé, 102, 103, 111, 117
cortisone, 35, 56
Cresson (Édith), 95
Damien (saint), *8*, 12, 13, 20
Danemark, 94, 108
Darvall (Denise), 89
Dausset (Jean), 32, 36, 37, 41, 57, 80, 106
Demikhov (Vladimir), 11, *17*, 85
diabète, 56
disponibilité du corps, 101, 102, 104, 110
donneur, 54, 87, 88
don anonyme, 54, 89, 95, 97-99
don de connaissance, 83
don d'organes, 88, 95-105
don gratuit, 95, 96, 98, 100, 111
donneur mort, 89, 92
don présumé, 76, 100, 101, 102
donneur vivant, 81, 82, 98-101
don volontaire, 95, 99, 100, 111
droit, 90-113
Droits de l'homme, 95, 106
Dubost (Charles), 24, 47
Duhamel du Monceau (Henri Louis), 14
Durham, 57

école de Lyon, 15, 17
Edelman, 28
Église, 104
Égypte, 100
Espagne, 108
essais thérapeutiques, 81, 82, 83, 84, 101, 111

États-Unis, 25, 31, 36, 42, 46, 57, 67, 78, 82, 93, 95
éthique, 75, 76, 83, 90-113
Euro-Transplant, 41
Europe, 38, 42, 51, 67, 93, 95, 98, 108
expérimentation, 81, 84

facteurs iso-antigéniques, 31, 117
fœtus, 29
foie (greffe du), 50-52
France, 40, 41, 51, 54, 67, 71, 80, 92, 93, 97, 108
France-Transplant, 41

gènes H, 31
gènes HLA, 53, 54
génie chirurgical, 79
génie médical, 77-80
globules blancs, 32, 33, 42, 52, 68
globules rouges, 26, 30, 32, 33, 52, 68
Gorer (Peter), 30
greffe expérimentale, 14
greffe pulmonaire bilatérale, 49
greffe pulmonaire unilatérale, 49
greffe siamoise, 19
greffon animal, 88
greffon humain, 87
groupe HLA, 57
groupe leucocytaire, 33, 37, 117
groupe MAC, 33, 57, 118
groupes sanguins, 22, 30
groupes tissulaires, 30, 32-34, 37, 41, 53, 57, 58, 66, 67, 79, 80, 117
Guthrie (Charley), 18

Hamburger (Jean), 26, 36, 38, 80
Hardy (James), 46, 48, 88, 106
hémoglobine, 42
Henri (Edmond), 47
hépatites B, 98
hépatites C, 98
Herrick (Richard), 27
histocompatibilité, 40, 41, 53, 80, 117
histocompatibilité (complexe majeur d'), 80
histocompatibilité (gènes d'), 31, 32, 117
Hollande, 41
homogreffe, 19
hôpital Broussais, 24
hôpital Foch, 35
hôpital Necker, 35, 36
hôpital Peter Bent Brigham, 23, 26, 34
Hume (David), 23
hypertension, 56

immunologie, 56, 117
immunosuppresseurs, 29, 35, 70, 117
immunosuppression, 34, 38, 55, 117
incompatibilité HLA, 42, 45, 118
incompatibilité tissulaire, 25, 118
Inde, 14, *74*, 96
indisponibilité du corps, 101-103, 110, 112

Institut Rockefeller, 18
interféron γ, *60-61*, 65, 118
interleukine, *60-61*, 65, 118
intestin (greffe de l'), 51
inviolabilité du corps, 101, 110
irradiation, 29, 34, 35
isoleucoanticorps, 33, 118

Jaboulay (Mathieu), 16, 20, 21
Jackson (laboratoire), 31
Japon, 39, 57, 82, 94
Jean-Paul II (pape), 104
Jenner (Edward), 28
jumeaux, 30
jumeaux (faux), 34, 35
jumeaux (vrais), 27, 79

Kouchner (Bernard), 95
Küss (René), 24

Landsteiner (Karl), 30
Langerhans (îlots de), 68, 118
Lawler (Richard), 24
leucémie, 68
leucocytes, 32, 33
Lindbergh (Charles), 20
loi bioéthique, 108, 111, 113
lymphocyte, 28, 58-65, 118
lymphocyte B, 62, 65
lymphocyte R, *60-61*
lymphocyte T, 59, *60-61*, 62-65
lymphocyte T4, 59, *60-61*, 62, 63
lymphocyte T8, *60-61*, 62, 63
lymphomes, 56

macrophages, 28, 58, 59, *60-61*, 63, 118
maladie auto-immune, 32
maladie de Parkinson, 51, 68
Mathé (Georges), 52
Medawar (Peter), 28, 29
Merill (John), 26, 39
métastases, 35, 119
Metchnikoff (Elie), 28
Michon (Louis), 26
mineur (donneur), 99, 101, 112
moelle osseuse (greffe de), 52, 62, 67, 98, 99
molécules HLA, 58, 59, *60-61*, 62, 63, 65, 66
monocyte, 60, 119
Montiès (Raoul), 47
mort cardiaque, 75, 90-94, 119
mort cérébrale, 90-94, 111, 119
Moyen-Orient, 95
Murray (Joseph), 27
MURS (Mouvement universel de la responsabilité scientifique), 95, 109, 119

New York, 18, 37
Norvège, 98

Œconomos (Nicolas), 26
OMS (Organisation mondiale de la santé), *74*, 96, 119
Opelz (Gerhard), 42
organes sexuels (greffe d'), 88, 89, 96

pancréas (greffe de), 51, 68

Paré (Ambroise), 11
Pie XI (pape), 103
plaquettes, 52, 68
polynucléaire, 58, 68, 119
pompe, 20, 45, 46, 70
Portugal, 108
poumon (greffe du), 48-49
prélèvements cœur battant, 92, 93, 110, 111
principes d'Helsinki, 82, 83, 108
protection du corps, 101

Rappaport (Félix), 37
rayons X, 34
réaction immunitaire, 43, *44*
recherche biologique, 27-34, 109
recherche scientifique, 77-80
rein (greffe de), 18, 20, 22, 23, 40-45
rein artificiel, 24, 37
rejet de greffe, 19-20, 28, 55, 56, 87, 99, 119
Renard (Marius), 25, 26
Reverdin (Jacques Louis), 14
Rousseau (Jean-Jacques), 102
Rush (Body), *45*, 46
Russel (John), 48, 49
Russel (Lewis), 47

Saint-Malo, 57
Sandoz (laboratoires), 42, 43
sang, 15, 16
sang (don de), 95, 105
Scandi-Transplant, 41
Sequard (Brown), 15
serment d'Hippocrate, 107
sérum antilymphocytaire, 38, 119
Servelle (Marceau), 24
Shumway (Norman), 46, 47
sida, 59, 79, 98
Snell (George), 32
Starzl (Thomas), 50, 51
suture, 16
système HLA (*Human Leucocyte Antigen*), 38, 117
système immunitaire, 55-66

testicules (greffe de), 23
Thomas d'Aquin (saint), 102
thromboses, 18, 119
thymus, 59, 62, 69, 119
tolérance spécifique, 29, 120
Tonegawa, 28
trafic d'organes, 96, 97
transfusions sanguines, 22, 30, 42, 98, 111
typage, 41, 67, 120

UK-Transplant, 41
Ullmann (Emerich), 18

Vaysse (Jean), 26
vente d'organes, 96, 108
Vitria (Emmanuel), 47
Voronoff (Serge), 23, 70

Washkansky (Louis), 47, 86, 89
Wellcome (laboratoire), 35

xénogreffe, 19, 70, 120

Dans la même collection

- n° 1 - *L'Espace pour l'homme* de Pierre Léna
- n° 2 - *La Mémoire, du cerveau à l'école* d'Alain Lieury
- n° 3 - *Politiques agricoles* de Lucien Bourgeois
- n° 4 - *L'Intelligence artificielle* de Jean-Gabriel Ganascia
- n° 5 - *L'Insomnie* de Jean-Michel Gaillard
- n° 6 - *Vivre avec les insectes* de Pierre Ferron
- n° 7 - *Le Moyen-Orient* de Georges Corm
- n° 8 - *L'Explosion démographique* d'Albert Jacquard
- n° 9 - *La Procréation médicalisée* de Jacques Testart
- n° 10 - *La Relativité* de Nayla Farouki
- n° 11 - *École et Tiers Monde* de Sylvain Lourié
- n° 12 - *Système Terre* d'Ichtiaque Rasool
- n° 13 - *Les Particules élémentaires* d'Étienne Klein
- n° 14 - *La Bande dessinée* de Benoît Peeters
- n° 15 - *La Bioéthique* de Jean Bernard
- n° 16 - *Nourrir les hommes* de Louis Malassis
- n° 17 - *Apprendre de 0 à 4 ans* de Pierre-Marie Baudonnière et Claudine Teyssèdre
- n° 18 - *Les Prisons* de Jean Favard
- n° 20 - *La Chine* de Lucien Bianco
- n° 21 - *Le Système solaire* de Thérèse Encrenaz
- n° 22 - *Les Marchés financiers* de Jean Saint-Geours

Ont collaboré à l'ouvrage :

Édition : Béatrice Becquart
Conception graphique et mise en pages : Daniel Leprince
Recherche iconographique : Marie-France Naslednikov
Illustrations : Fractale
Corrections : Colette Morel, Béatrice Lecomte
et Catherine Houchot

Achevé d'imprimer en février 1994
sur les presses de
l'Imprimerie Hérissey à Évreux

N° d'éditeur : 15046
N° d'imprimeur : 64287
Dépôt légal : mars 1994